目錄

第二篇 婦科內分泌常見困擾 093

第七篇 婦科保健常識

推薦序

集精良醫術與冒險雄心之大成

許重義

一名優秀醫師的養成殊為不易，台北醫學大學有幸擁有一群臨床與研究表現俱優的年輕醫師，兼具聰明才智與精良醫術，劉偉民醫師就是其中的一位佼佼者。劉醫師具有遠大的視野、樂於嘗試與冒險的雄心、對事物充滿好奇以及想像，是婦癌領域具國際觀的醫師學者。

劉醫師到北醫服務以後，很快就成為一位深受病人歡迎的醫師，他專業親切的態度與溫煦的笑容，讓診間永遠門庭若市，病人總是願意耐心等候。通常他都以深入淺出的方式傳播醫學知識，所以才能夠讓定期子宮頸抹片檢查的安全概念，藉由「六分鐘護一生」的活動，讓全台灣的婦女同胞受惠。

很高興見到劉醫師的新書付梓，這本書可以說是集他臨床與研究上之大成。他以多年婦產科門診的看診經驗，將各種婦科疾病以問題或實際案例，引出病灶、問題及解決方法。本書不只讓婦女朋友可以更加了解自己，知道身體出現哪些徵兆時應該尋求醫師協助，同時對於甫踏入婦產科的年輕醫師，也是一本詳實易讀的工具書，其中許多新的醫療方法與觀念，將讓新進醫師節省許多摸索與試驗錯誤的時間。

這本書也談及兩性關心的懷孕和避孕問題，為一般民眾提供了正確而實用的衛教知識，讓人們可以從不同的章節中獲得實用知識，並獲得觀念上的釐清。相信讀者能夠從劉醫師專業但深入淺出的說明中，對婦科疾病和保健、性知識等有更多的了解。同時，也希望男性朋友們能夠藉由此書，更加了解女性親友的切身問題，因此而給予更多的體貼與照顧。

（本文作者為台北醫學大學校長）

推薦序

珍惜生命的智慧

趙揚清

眾所周知，「生、老、病、死」是人生必經的歷程。其中，就「病」而言，依罹患疾病的嚴重程度，自有不同的反應與感受，尤其是可能致命的「癌」，對身心必然造成巨大的衝擊；樂觀者坦然面對，悲觀者瀕臨崩潰，端視個人的心態而定。

在許多人眼中，被視爲精力充沛、氣色紅潤、身強體健的我，在二〇〇四年初，因下身持續出血，經熟識多年的一位老朋友——台北醫學大學附設醫院婦癌科主任劉偉民醫師，以腹部超音波檢查，發現子宮內膜異常增厚。劉醫師建議進行子宮內膜切片檢查。個人因工作繁忙，而耽誤了幾個月；嗣經檢查結果，居然是子宮內膜癌。在獲知自己罹癌後，第一通電話是打給預計指導的研究生，取消次日約談，並請另覓指導教授。劉醫師迷惑地詢及，爲何不立即告知家人，其實是顧慮八、九十歲年邁雙親，怕他們受不住刺激。這也是最難處理的環節，講與不講，常需透過一番掙扎，好在家妹陪在身旁，爲降低衝擊，乃請其婉轉稟告父母，就說是長了普通的肌瘤。

接著安排手術，爲擔心日後癌細胞可能擴散至其他器官，乃主動要求做徹底切除，包括全子宮、卵巢、骨盆淋巴及主動脈淋巴，所幸並未淋巴移轉。術後情況良好，在住院一週後，接續進行一個半月的放射治療，目前體況一切正常，只需定期追蹤檢查即可。

經過這一番折騰，在後續的放射療程中，父母親也恍然了解而坦然以對。在兩老不時的關懷、呵護下，念茲在茲，想起孝經「身體髮膚受之父母，不敢毀傷」的提示，不免唏噓，然情非所願，又能奈何。

人，往往只有在「停」的時候，才能夠靜下來思考。在臥病的時節，才驚覺生命的可貴，於是決定捨下一切，快樂地活下去。在住院期間，正可好好欣賞兩位喜歡的歌手——蔡琴與潘越雲的ＣＤ，也藉機練練歌，準備出院後，在好友面前炫弄一番。此一舉動卻意外地令護士們津津樂道，讚賞我的樂觀與勇氣。出院回家調養，將生活步調放慢，除了教職先留職停薪一年之外，辭去若干主持計畫與兼職工作，並改以素食與深海魚爲主食，每天到公園散步走路、練氣功。除了均衡清淡飲食與適量運動之外，最要講究的是平靜的心情，放下繁瑣，開闊心胸，設法與「癌」和平相處。

根據以往每年健康檢查的經驗，在婦科檢查時，常以「已婚」或「未婚」做爲檢查項目的篩選標準，未婚女性即使不排斥抹片、超音波或內診，但檢查人員常主動予以排除。以我國女性普遍保守的個性，往往羞於主動要求檢查，而喪失早期發現疾病的契機，殊爲可惜。特藉個人的經歷，提醒女性朋友，每年必須做一次婦科檢查，毫不保留、主動提出需求，並且把身體不適或異常現象，向醫師表白，切勿爲了顏面，而延誤了挽救自己生命的良機。生命的長短或許無法自由操控，但是健康的維護則掌握在自己手中，維護好自身的健康，壽命理當綿綿長長。疾病在所難免，一旦罹病，貴在正面思考，勇敢面對，遵照醫師囑咐、治療、調理，切忌捨棄病情，終至藥石罔效。

鑑於自己過去對於婦科方面涉及不多，在病後雖耗時蒐集相關資訊或在問訊中得知一二，也只是片段皮毛。而今《一生必備的婦科保健書——國際名醫劉偉民關鍵報告》一書出版，將婦女常見疾病，以淺顯的文字，深入淺出拿「問題」做導引，以「正文」來敘述，用「叮嚀」爲指標，分門別類，提綱挈領，融會了理論與實務，並指引明確的就醫方向，對許多有這方面疑惑的人而言，仿若一盞明燈，從書中的眾多案例裡，也可獲取諸多寶貴的婦科知識。這些都是劉醫師多年珍貴的心血結晶，對新進的婦科醫療工作者，也未嘗不是一部可供借鏡、參考的寶典。

看了這本書，增長了自己對婦科疾病與保健的知識，也進一步了解定期檢查、及早治療的重要，尤其對於如何預防疾病的發生，以及保護自己的健康，有更深一層的體認。這的確是一本值得大力推薦的好書，希望透過這本書的流傳，把健康與關愛散布到社會的每一個家庭與角落。

（本文作者爲前公平交易委員會主委）

推薦序

愛病人如己

朱衛茵

今天，我很開心能爲劉偉民醫師的最新作品《一生必備的婦科保健書》作序。事實上，我已經認識劉醫師好幾年了，記得當時我出版了《眞愛不死》這本書，因此受邀出席出版社的尾牙餐敘。在這樣一個場合裡，我注意到一位相貌相當英俊帥氣的男士，長得好像以前一部電影《國王與我》的男主角尤伯連納，不過他讓人覺得很容易親近。

我跟這位帥哥聊了一下，才發覺他原來就是大名鼎鼎的劉偉民醫師。當時我正好因爲子宮頸抹片檢查結果有些異常，心裡非常擔心，於是向劉醫師請教。他非常親切大方，馬上一口答應要幫助我解決這個問題。

事實上，我所認識的劉醫師，是一位非常樂意幫助婦女朋友解決婦科問題的人。近二十年來，在台灣罹患像是子宮頸癌、子宮內膜癌等婦科癌症的女性越來越多，加上生活繁忙的職業婦女必須承受來自事業、家庭的各種壓力，因此常常忽略了要好好照顧自己的身體。

我這次特別推薦這本書，就是希望能夠透過劉醫師的著作，提醒更多的女性朋友，要好好疼愛自己。其實「愛自己」並不是一種自私的行爲，像是定期的子宮頸抹片檢查，就絕對不能輕忽。本書的每一個章節，像是經痛、陰道異常出血、子宮外孕、子宮內膜異位症、子宮肌瘤、子宮肌腺症、卵巢腫瘤，以及哪些情況下可以保留子宮等等，都跟每位婦女朋友切身相關。

我發覺，大部分的女性朋友在身體發生一些狀況時，都只願意跟自己的姊妹淘或手帕交討論，即便是向自己最親密的另一半開口，都會不好意思，更不用說是去找醫師了。而這本書正好可以協助各位女性朋友，書中不僅將各種婦科症狀描述得很詳盡，而且還提供了重要的醫學知識，讓女性朋友能夠更了解自己，掌握身體的狀況，及早定期做檢查。像是經痛，多半有其原因，此時就不必再隱忍。我們應該要做一個勇敢、獨立、有知識的女性，知道採取什麼樣的治療對自己最好。

不分老少，很多女性都喜歡找劉醫師看診，因爲他是一個相當熱心、事必躬親的醫師。在大家一般人的印象中，名醫大概都只願意幫助名人，其實不然。我就常常親眼見識到，劉醫師不厭其煩地向一些阿嬤解釋病情，說明他想怎樣爲她們治療。他願意花費寶貴的時間，儘量爲病人縮短痛苦，我認爲這是做爲一個醫師最偉大的地方。

此外，我所認識的劉醫師也是一位相當阿莎力的人。他是婦科醫學領域的權威，具有獨到見解，敢說敢言，因爲他非常努力，很喜歡做研究，論文屢屢獲得國際獎項，深受肯定。

我再次鼓勵大家閱讀這本書，以獲得更多寶貴的婦科知識。其實，眞正的健康並不是掌握在醫師手上，而是掌握在自己的手裡，端看各位親愛的朋友怎麼選擇。我已經選擇好了，您要不要跟我一樣，現在就好好來閱讀這本書呢？

（本文作者爲飛碟電台節目主持人）

序言

今年初，先覺出版社向我提出這本《一生必備的婦科保健書》的構想。先覺和我有志一同的是，我們都不想闡述太深奧的醫學理論，希望以淺易、生動、知性的文字與活潑的架構，來傳遞婦科疾病、良性腫瘤及婦科癌症的知識。希望所有看過此書的人即使沒有任何醫學背景，也都能夠成爲朋友眼中的婦科專家。

在寫作此書時，我的心情、經驗及技術，和過去已是不可同日而語。

一九九七年，我曾出版一本名爲《六分鐘護一生》的婦科書籍，當時我還在台北榮民總醫院婦產部擔任主治醫師，同時兼任婦癌基金會副祕書長。那時，我好像是在賣弄專業知識，用密密麻麻的文字，把自己從書本中消化而來的婦科學知識，一股腦兒全傾倒出來。

後來，二〇〇〇、二〇〇一年，我因「腹腔鏡子宮血管阻斷術」與「合併子宮血管阻斷術和肌瘤切除術」，被認定在治療子宮肌瘤上有卓越貢獻，連續兩年榮獲世界婦科內視鏡大會論文獎第一名，接著就出版了《走過輕狂》這本半自傳式的文集。

《走過輕狂》有我年輕時的塵封往事，以及在台北榮總工作近二十年來的驕傲。當時的我，無疑是躊躇滿志、意氣風發的，內心深處有一種苦盡甘來的快樂。

但是，隔年起一連串的事件與誤解，讓我再度面臨嚴苛考驗。一方面，我在醫療學術上不斷受到國際肯定，另一方面，卻不斷在國內受到質疑與打壓，連家庭都受到波及。我不禁開始思考，對我而言最重要的是什麼？

二〇〇二年，我應國內不孕症權威醫師、台北醫學大學教授曾啓瑞的邀請，轉往北醫發展。當時，北醫婦科權威陳庵君教授已退休，亟需專精婦科癌症與內視鏡手術的婦科醫師接任。在我向台北榮總遞出辭呈後，有數百名患者熱心連署簽名，希望院方留人，還有一名跟隨我多年的年輕醫師與我同行。

二〇〇三年，我在北醫指導年輕醫師，參加世界婦科內視鏡大會論文比賽，獲得住院醫師組第三名。

二〇〇四年，世界婦科內視鏡大會在舊金山舉行，我在會中發表有關子宮肌腺瘤手術合併藥物治療的研究成果，同時獲邀擔任大會學術研討會共同主席。對婦科醫師而言，這是一項殊榮。

二〇〇五年，也就是今年初，我獲邀參與美國婦科教科書《婦女健康和疾病》

（*Women's Health /Disease*）的撰寫工作，負責「子宮肌瘤」一章，是全書唯一的華裔共同作者。

這些連續幾年的成果，除了代表我本身的努力之外，更顯示在北醫許重義校長及附設醫院吳志雄院長的支持下，我有了更多發揮的機會。

北醫的工作團隊充滿活力和朝氣。只要有任何意見向院方反映，不管是醫療上的或行政上的，很快就會獲得配合，這在傳統印象中的「白色巨塔」裡是辦不到的。更重要的是，在這裡，人與人之間的相處，包括同事之間，甚至醫師和病人之間，都是那麼單純，這正是我一直嚮往的醫師生涯。

工作氣氛的愉快，讓我可以專心致力於服務病患、教學，以及更精進的臨床研究，也願意投注更多心力，讓大家了解婦科疾病是怎麼回事。教育民眾也是身爲醫師的快樂，因此在公餘之暇，我利用假日和夜晚，用淺顯的敘述方式，呈現多年的臨床經驗，完成本書的撰寫工作，實現了多年來的一個心願。

我的醫學養成教育和歷練，多集中在婦科腫瘤和癌症的治療上。一九九三年出國進修，也是在哈佛大學附屬麻省總醫院和布里根婦科總醫院，鑽研婦科腫瘤和子宮頸癌。另外，這些年來，我所面對的各式各樣疑難雜症，的確拓展了我的視野。這樣難得的經歷使我時時心存感激。

雖然病患常因成功的治療感謝醫師，但醫師的受益卻是無形的，許多艱困的手術和醫療判斷，一再挑戰卻也一再教育我們。所以，本書中，我在個人特別擅長的部分上，尤其婦科腫瘤和癌症治療，儘量呈現出完整又清晰的面貌，讓大家閱讀時能一氣呵成，茅塞頓開。

本書涵蓋了大部分的婦科問題，雖然並未在產科上著墨，不過也提出了懷孕期間合併子宮肌瘤或卵巢囊腫（腫瘤）的問題，因爲過去一、二十年，我碰到許多類似案例，累積了不少實務經驗，再參酌這兩、三年的醫學進展，同時加入自己的創新構想，希望這些章節能有助於患者選擇最適當的醫療方式。

醫師面對罹患婦科疾病的患者，總會依照不同的年齡和婚姻狀態，以及是否曾經生育等，提出不同的建議。而人們對於許多傳統的觀念，例如「經痛」，不應該再採取以往的舊思維，只是消極的觀望著，若經痛是由子宮內膜異位症或子宮肌腺症所引起的，長期觀望不僅可能會錯失治療先機，而且會使生育能力受損。有鑑於此，我特別將「婦科腫瘤疾病與不孕症的關係」列爲單獨的一章，冀望提供「新婦科學」的正確觀念。

想必大多數婦女都沒聽過「深部浸潤性子宮內膜異位症」（縮寫爲ＤＩＥ），但是它的發生率不亞於大家耳熟能詳的「巧克力囊腫」（子宮內膜異位囊腫）。婦科超音波，甚至最精密的影像檢查工具，都無法辨別這種病症，但是它對骨盆腔結構的破壞往往超乎想像。這個病症最近受到全球婦科內視鏡專科醫師的注意，每年世界各地都有婦科醫師發表最新研究。

自從我在二〇〇〇年，以「腹腔鏡子宮血管阻斷術」獲世界婦科內視鏡大會論文獎第一名之後，這項技術成爲世界各地治療子宮肌瘤的方式之一，許多國際研討會更將它列爲正式議題，甚至把它的手術操作列爲正式教育訓練課程。可見我當初撒下的種子已經開花結果，滿地芬芳了。

至於其他新創的治療技術，我也在本書中做了相當完整的說明和講解。

今年十一月，我將帶領年輕醫師和學生，赴美國芝加哥參加第三十四屆全球婦科微創手術大會，預定發表以下三篇論文：〈懷孕剖腹產中子宮肌瘤的創新療法〉、〈復發性子宮肌瘤的創新療法〉及〈早期子宮頸癌的腹腔鏡手術治療〉。由於這些治療對於有些病患而言非常重要，因此我先把其中一些突破性的治療觀點和成果，一一詳列在本書裡。

在此我要感謝台北榮總，尤其是吳香達教授和袁九重教授。他們既是值得尊敬的恩師，也是昔日的長官，讓我二十年來受到最完整的婦科養成教育，同時鼓勵我完成了婦科史上非常重要的創新手術。

也感謝北醫醫學院曾啓瑞院長的邀請，並提供了一個單純又適合我的工作環境。三年來，在許重義校長和吳志雄院長的全力支持下，讓我可以專心致力於臨床服務和研究工作，這是上天給我的恩寵。

更感謝先覺出版社，讓我可以更廣泛地把所學教導給一般讀者。讓讀者更懂得保護自己、對抗疾病，進而成爲周遭親友眼中的婦科專家，且保護親友免於疾病之苦，一直是我最開心的事。

回首前塵，放眼未來，衷心祝福每一位懷抱理想的醫師，都能擁有理想的工作空間，讓我們能夠不斷延續，甚至開創許多更新的研究領域，不但造福病患，也爲台灣的醫學加油！

女性骨盆腔正面解剖位置圖

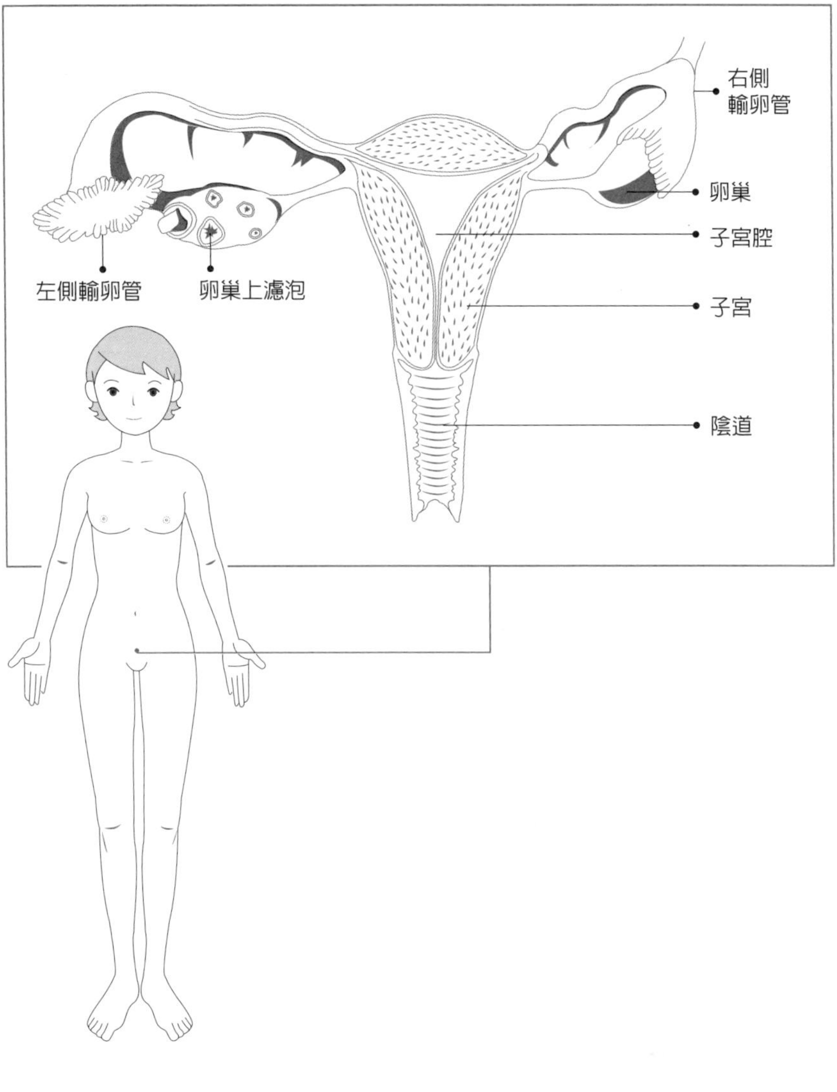

女性骨盆腔側面解剖位置圖

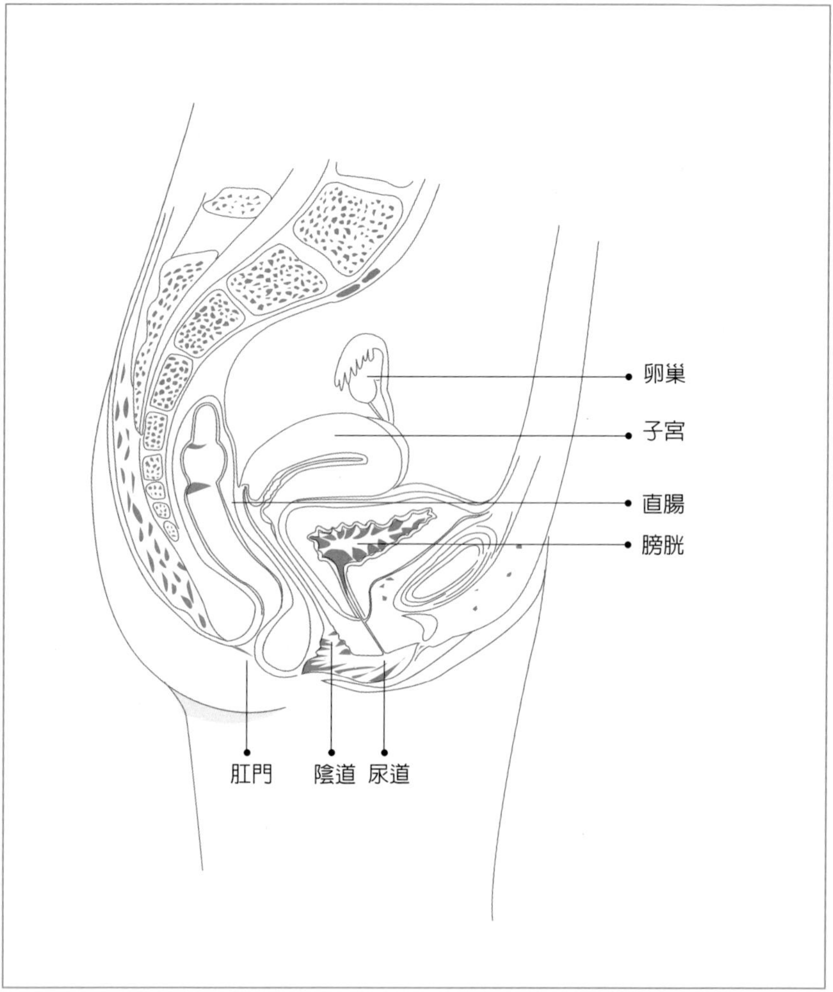

第一篇

一般婦科常見疾病

1 揮之不去的週期疼痛
經痛的診斷與治療

常見問題

● 我三十歲，有經痛的問題，每次都靠止痛藥來解決，而醫師似乎也檢查不出原因。到底爲什麼會經痛？有哪些改善方法？

● 我妹妹在學校是運動高手，平日身手矯健，但月經來時就痛到動彈不得。媽媽說她還沒有結婚，不需要看婦產科，經痛在結婚後自然就會好了。眞的是這樣嗎？

雨恩是個籃球健將，她在球場上馳騁的身影風靡了學校裡男男女女的同學。不過，只有雨恩的籃球隊友或同班同學才知道，平時一條龍的她，月經一來就立刻變成一條蟲，有時還痛到在地上打滾，更別提參加比賽了。

有研究統計指出，幾乎四分之三以上的成年女性曾發生經痛的問題。有些人吃吃藥就好了，有些人卻必須請假在家休息，嚴重影響生活的品質，甚至在課業或工作上的表現。

在大多數的婦科教科書裡，經痛往往被分成「原發性經痛」和「次發性經痛」。原發性經痛的患者，例如許多國中或高中的女生，可能做過各種婦科檢查，都找不出任何病變，但不少人卻是每次月經來時，就發生嚴重的下腹部痙攣性疼痛，伴隨盜汗、心跳加速、頭痛、噁心嘔吐等症狀。這類患者大多在初經來後的第一年內便出現這些症狀，而有些人則是在初經來後幾年，才有越來越明顯經痛症狀。

至於次發性經痛，指的是由一些可在骨盆腔內找到的病變，所造成的經期疼痛。例如，曾接受子宮頸治療所引起的子宮頸狹窄、子宮內膜異位或子宮肌腺瘤（症）等。至於骨盆腔炎或黏連、骨盆腔血管充血等所引起的疼痛，則是不限於月經期間，而是天天出現的慢性骨盆腔疼痛。

不過，以現代婦科醫學的角度來看，所謂「查不出原因的原發性經痛」可能值得商榷。過去，可能受限於醫療設備不夠進步或醫師經驗不夠，而有查不出病因的經痛。目前，只要儀器設備夠先進、醫師經驗夠豐富，絕大多數的經痛都找得出原因。

有一名三十四歲的年輕患者，由於經痛情況嚴重、經血量大，三個月內已接受過四次手術，但經痛的部分始終沒有得到改善。她不斷要求醫師開給止痛麻醉藥，醫師還以爲她有毒癮，直到我們爲她動手術之後，才診斷出確實是子宮肌腺瘤（症）在作怪。

經痛不必忍耐

許多的經痛患者往往在經痛發生時，自行到藥房買止痛藥吃，或是請醫師開給止痛藥或消炎藥。她們即使已經找出病因，還是只願意服用消炎藥或止痛藥，而不把經痛當成一種需要好好治療的疾病，甚至認爲結了婚或生產之後，經痛就會自動改善。

雨恩就是如此。她即使經常痛得死去活來，她媽媽還是不同意讓她接受任何治療，甚至對於讓十多歲的她服用醫師建議的避孕藥，也心懷疑慮。

有些醫師甚至經常把經痛歸因於慢性骨盆腔發炎或慢性骨盆腔疼痛。其實，經痛與慢性骨盆腔疼痛是不同的，前者只有在月經來的前後或月經期間才會疼痛，而後者則可能每天都會出現隱隱的骨盆腔疼痛。

診斷經痛最重要的方法，就是詳細的問診和確實的骨盆腔內診，檢查是否有子宮內膜異位症等病灶，當然還必須進行超音波等檢查，但不一定查得出什麼來，然而絕不可用超音波來取代內診。而電腦斷層掃描、磁振造影等，則對診斷並沒有什麼特別幫助。另外，可以抽血進行CA 125、CA 199等腫瘤指數的檢查，它們雖然不是診斷的主要工具，卻是協助醫師判斷的重要指標。當患有卵巢惡性腫瘤、子宮內膜異位症或子宮肌腺瘤（症）等病變時，這些數值通常都會上升。

有一名患者原本就陸續有經痛問題，近來痛得更嚴重，甚至月經不來時也會痛，連續服用兩個月的消炎藥，實在受不了了，才接受建議住院治療。結果，她是因爲嚴重的骨盆腔血管充血，才幾乎天天疼痛。這種病的原因還不是很清楚，類似骨盆腔血管的靜脈曲張。我建議她接受手術治療，用腹腔鏡把卵巢處的靜脈血管結紮。手術後第二天，她除了手術的傷口有一點疼痛之外，原本的疼痛早已消失無蹤，她好高興。

有疼痛、經血過多等症狀，幾乎就一定有原因。千萬不可以只是照照超音波，認爲沒有什麼腫瘤存在，就是一切正常。

就像三十多歲的美雯，雖然多年來一直有經痛問題，但以爲那是「正常的」。最近，她因經血實在太多而就醫，但超音波檢查只看到一兩個兩、三公分的子宮肌瘤。

一般來說，對於這麼小的肌瘤，醫師多半建議只要觀察即可，但是我憑經驗感到懷疑，而且她由於經血量太大，血色素已掉到非常低，於是我爲她安排先輸血，然後再接受手術。不可思議的是，我們在進行手術時發現，她的子宮內全是一顆顆粒狀的小肌瘤，至少有五、六十顆以上，整個子宮看來就像個釋迦，裡面塞滿一顆顆的核。由於它們都太小了，因此超音波也照不太出來。

我把肌瘤逐一摘除，爲了怕出太多血，再把子宮動脈血管綁住，不但除掉子宮肌瘤的問題，也保留了子宮。手術後，她不但經痛消失，經血過多的症狀也改善了。

還有一名四十多歲的患者，雖然生過兩個子女，但經痛的症狀很嚴重，而且在月經期間會脹氣得很厲害。在我的建議下，她決定接受手術。結果發現，她不但有一個五公分大、由子宮內膜異位引起的巧克力囊腫，還有三、四顆子宮肌瘤，而且子宮後壁還布滿了子宮肌腺症，同時和腸子沾黏得非常厲害。她先生希望能夠一次解決所有的問題，因此當機立斷決定進行子宮次全切除手術，留下子宮頸和卵巢。

經痛並不是全部都必須進行手術，如果藥物控制的效果良好，也可以免除手術之苦。但是，如果長期藥物控制仍然成效不佳，或是症狀越來越嚴重，就要考慮以手術來治療。

要強調的是，即便經痛很常見、很多人都有，仍然應該盡早就醫檢查，找出病因加以治療，以免有些疾病被疏忽，錯過了早期治療的時機。

醫師叮嚀

經痛是女性朋友很常見的問題。以前的年代風氣較爲保守，不少人認爲經痛在結婚後就會改善了，且當時不明原因的經痛也比較多。不過，隨著醫學進步，經痛已不再是個只得忍耐的問題，如果找有經驗的醫師治療，絕大多數的經痛都可以找出原因，並且設法解決。

妳有經痛的問題嗎？趕快找個好醫師瞧瞧，別再一直忍耐了。

2 不該出血的地方出血

如何醫治子宮內膜異位症？

常見問題

● 我平時身體不錯，但每次月經一來就會劇痛。有位醫師說我可能得了子宮內膜異位症。這種病有什麼徵兆？有哪些治療方法？

● 我有時會咳血，尤其是月經期間，而且身體非常不舒服。我罹患了癌症嗎？

剛從美國回來的琳琳長得非常漂亮，不論走到哪裡，總是眾人注目的焦點。可是，她心中有一個無法爲外人道的痛苦，已婚的她無法同房，是一般人所謂的「石女」，丈夫經常譏諷她「中看不中用」。

其實，琳琳很愛她的另一半，這幾年之所以不願意與丈夫同房，是因爲一碰就痛。起初她只有月經來時疼痛，到後來連不來月經時都痛，痛到受不了了，才下定決心就醫，躺上她一直很排斥的內診台。

結果看診的醫師告訴琳琳，她得了子宮內膜異位症，如果早點治療，可能就不必痛苦這麼久了。

子宮內膜異位症的發生率在台灣到底有多高，一直沒有一個很確實的統計數據。根據歐美的醫學統計顯示，子宮內膜異位症的發生率大約是百分之十。不過，在不孕症婦女身上，它的發生率更高，大約有百分之六十，若再加上子宮肌腺瘤（症），就高達百分之八十以上了。

子宮內膜異位症最顯著的症狀就是經痛，這種經痛甚至可能在初經剛開始的幾個月後即發生。到目前爲止，文獻上記載最年輕的患者只有十歲，初經才開始三、四個月，就被證實患有此一疾病。而我所見過最年輕的患者是十四歲，初經才來一年半，子宮內膜異位就長在卵巢上，形成了「巧克力囊腫」，從超音波上看來已有八、九公分。這兩名患者都是因劇烈經痛而就診，才發現問題的所在。

經痛在年輕的少女中相當常見，然而許多父母都習慣用老祖母式的經驗法則，如成藥、民俗療法或飲食療法等來處理，就是不願意讓年輕女孩看婦產科、上內診台。前一

子宮內膜異位囊腫圖

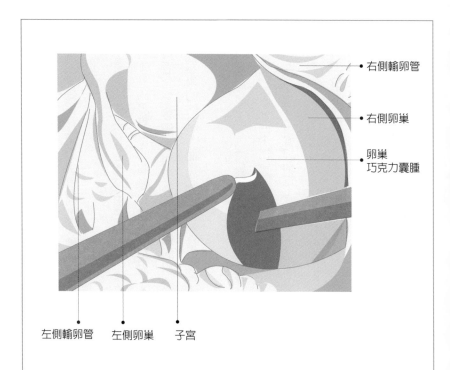

解 說：

將右側卵巢巧克力囊腫（也稱作子宮內膜異位囊腫）從右側卵巢剝離出來後取出，留下右側卵巢。

章提到的雨恩就是一個例子，她平時可以在籃球場上衝鋒陷陣，但一到月經期間，就經常痛到在地上打滾。問她爲什麼不去看醫師，她回答：「媽媽說，很多人都是這樣，是體質造成的，她會幫我補一補。」

以現代醫學來看，經痛未必全都是由子宮內膜異位所引起的，但先排除這個可能性是很重要的，因爲子宮內膜異位的演變和癌症很相似，一旦發生，就只會越來越嚴重，不易自行痊癒。再者，它會破壞周遭骨盆腔內的組織或器官，例如卵巢、輸卵管、子宮、腸壁等，形成嚴重的沾黏，而這些正好都是影響生育的重要器官，被破壞後很可能導致不孕。

琳琳的問題就是因爲子宮內膜異位跑到子宮薦骨韌帶處（接近陰道底部），所以她與先生同房時，一碰到就疼痛不已。

有不少其他科的醫師，常會誤把子宮內膜異位症所形成的腫瘤病灶，當成是惡性腫瘤來處理。例如，過去我曾遇過七位每當月經期間就咳血的患者，起初胸腔科醫師以爲那是肺結核或肺癌，結果經過支氣管鏡切片檢查，才發現原來是子宮內膜異位，跑到肺臟或支氣管去了。

還有患者每次月經一來，肚臍上就會流血，檢查結果也是子宮內膜異位作怪。還有人子宮內膜異位跑到剖腹產留下的刀疤上，所以月經一來，刀疤處就流血，好像剖腹產的傷口永遠不會痊癒。

特性與癌症相似

另外，有兩名曾經自然產的患者，每次月經來時，陰道壁的某一定點都會極度漲痛、出血。其中一人接受過三次手術，直到最後一次做了徹底的清除，才脫離疼痛的折磨。以這位患者發病的部位來看，這可能是在生產過程中，因陰道壁撕裂傷，導致子宮內膜組織意外植入所造成的。甚至還發生過子宮內膜異位居然跑到腦部的案例。

換句話說，除了骨盆腔之外，身體的其他部位都可能受到子宮內膜異位的波及。它可說是全身上下無所不入，此一特性與癌症很相似。患者的生育能力和生活品質都會因此大受影響。

在診斷上，對於少女或尚未生育的女性的經痛問題，可以藉由超音波或抽血檢測CA 125的數值，來評估發生子宮內膜異位症的可能性。如果超音波發現了子宮內膜異位瘤或巧克力囊腫，可以在觀察兩、三個月經週期後，以腹腔鏡手術取出病變組織，而卵巢則仍能保留。

不過，有一些早期子宮內膜異位可能只有少許病變組織。如果超音波無法檢查出來，可以嘗試給予三個月的避孕藥。如果經痛現象得以有效緩解，表示這可能確實是子宮內膜異位症，此時可以繼續使用避孕藥。如果經痛持續存在，可以做腹腔鏡檢查。做檢查時，若發現病變組織，則可以將它燒灼摧毀，以達到治療的目的。

子宮內膜異位症的手術後復發率很高，大約爲三分之一。它雖然不會像癌症一樣致命，卻往往需要第二次、甚至第三次手術。手術後，如果給予GnRHa（性腺激素釋放激素類似物）藥物，輔助治療三至六個月，可以有效降低復發率，同時也可以提高患者未來成功懷孕的機會。

不過，這類藥物是抑制體內雌激素，造成一種「假停經」的效果，使少數殘存的病變組織萎縮，因此會產生更年期的症狀。所以，爲了緩解可能對年輕患者造成的不良影響，可以使用荷爾蒙補充療法，把雌激素「加回去」。

根據過去超過一千例患者的經驗，這種治療方法能夠有效降低GnRHa的副作用，卻不會影響治療效果。換句話說，它不但可以有效降低患者的手術後復發率，而且可以使成功懷孕的機會明顯增加。

但最重要的是，就像治療癌症一樣，子宮內膜異位症在第一次手術時清除得越徹底，治療成功的機會便越高。

子宮內膜異位症的特性和癌症如此相似，讓人不禁想知道，不治療會不會變成癌症？目前對此還沒有定論。不過，醫學上曾發現卵巢癌和周遭的子宮內膜異位病變同時存在，甚至還曾在病理顯微鏡下，清楚看到子宮內膜異位組織從良性轉變成惡性組織的「轉換帶」。這或許表示，子宮內膜異位瘤的確有轉變成癌症的可能。

所幸，雖然子宮內膜異位症的患者非常多，但卵巢癌的患者卻極少，可見惡性轉變的機率非常低。因此，患者只要定期追蹤治療，就能夠早期偵測到惡性病變的發生。

醫師叮嚀

子宮內膜異位症，顧名思義就是子宮內膜組織跑到不該存在的地方去了。所以，每次月經來潮時，隨著子宮內膜組織落腳的地方不同，就會在不同的地方產生「月經」，以及千奇百怪的不適症狀，例如有人會經痛，但有人卻是吐血。而且，亂跑的子宮內膜組織還會破壞體內——尤其是骨盆腔內——的組織或器官，和癌症有很相似的特性。千萬別掉以輕心哦！

3 無所不在的謎樣疾病

揭開深部浸潤型子宮內膜異位症

常見問題

● 我每次月經來就痛已經很多年了，最近痛得受不了而就醫。醫師說可能是子宮內膜異位症，必須開刀，而且連膀胱都受到波及。爲什麼會這樣？

● 每個女人都有子宮內膜，爲什麼有些人的子宮內膜會「吃」到旁邊的腸子、卵巢等器官或組織，有人卻能正常順利地來月經？

子宮內膜異位症是主要的婦科疾病之一，患者非常多。許多人可能也都知道，經痛有極大比率導因於此。不過，子宮內膜異位症難以捉摸的程度，是非常難以想像的。

莎莎四十一歲了，近十年來一直有經痛的問題，而且越來越嚴重，甚至嚴重到早晨起床時想吐、無法站立的地步。她一直以爲這是月經期間正常的情況，而且因爲只有月經剛來的頭幾天會特別痛，所以當她痛到受不了的時候，就會買止痛藥來吃。

莎莎直到三、四年前才開始看醫師。當時，莎莎每次在經期快結束時，便出現頻尿現象，每次都只尿一點點，但要很用力才尿得出來，而且很痛，甚至出現血尿。她終於忍不住問了朋友，才知道這種經痛的情況是不正常的。

她前後看了好幾個醫師，其中不乏國內數一數二醫學中心的婦產科醫師。結果，由於她的子宮腫瘤不大，介於開不開刀之間，醫師都只開藥給她。之後，她知道這種藥是男性荷爾蒙，聽說會造成無法恢復的聲音低沉等男性特徵，還有同事開玩笑地問她，要不要買刮鬍刀送她。到後來，她一聽到醫師叫她吃藥，就馬上換人看診。對她而言，難以恢復的副作用是無法接受的。

情況越來越嚴重，到近幾個月，她每次月經來都要痛到兩週，而她的月經週期是很規律的二十一天來一次，也就是說，她有三分之二的日子都是在經痛中度過，而且月經期間頻尿、血尿的問題仍然存在。

當她來看我的門診時，我幫她做了內診、CA 125、超音波等檢查。結果，她的子宮內有三、四個子宮肌瘤，最大的約六公分，CA 125的數值也很高。由於有疑慮，我立刻安排手術。

我們在動手術拿掉子宮肌瘤後赫然發現，她的腸子、膀胱、卵巢、輸卵管等全部沾黏在一起，膀胱壁還有一個兩、三公分的異物。在與泌尿外科會診之後，證實這應該不是膀胱惡性腫瘤，而是子宮內膜異位症所造成的。我們小心地處理沾黏問題，平時不到一小時的手術，這次卻花了三個小時，才把沾黏住的腸子等器官一一分開。

當初在檢查時，我並未料到病情會如此嚴重，因爲超音波只是影像分析，只能夠照到會占據空間的囊腫或腫瘤，沒有辦法檢查出往軟組織侵犯的子宮內膜異位，當然也無法看到沾黏的嚴重程度。這必須要由有經驗的醫師，以內診和症狀來做判斷。

進行手術時，我兩度請莎莎的家人進開刀房，因爲子宮內膜異位已擴及骨盆腔內的許多地方，依照莎莎的情況，必須要切掉一段下結腸、一部分膀胱，才能夠控制病情。但是，由於術前沒有清腸，因此必須另行擇期安排第二次開刀去處理腸子上的問題，同時也給患者和家屬一些時間去考慮。

嚴重侵犯許多器官

一般人一定很難接受，又不是罹患癌症，居然要切掉一段腸子、膀胱！但是，子宮內膜異位症就是這樣一種無所不在的謎樣疾病。尤其是「深部浸潤型子宮內膜異位症」，它的英文縮寫「ＤＩＥ」很傳神地描述了它「超音波看不出來、CA 125數值不太高，但卻往往讓人痛得想死」的特性。

就深部浸潤型子宮內膜異位症而言，不乖的子宮內膜組織一直往骨盆腔內鑽，侵犯了很多器官，很容易形成沾黏。手術時到底要切到何種深度，術前沒有人能夠定出一個規範，因爲它吃到軟組織內，有時甚至必須切掉腸子等器官。

有一名女性從生產完兩胎後六個月開始，幾乎無法與先生同房，因爲可能是生產時造成的子宮內膜異位，在接近陰道口兩公分的陰道壁內、直腸上方，形成一個腫塊。她接受過三次手術，在第三次開刀後，合併使用抑制女性荷爾蒙的藥物GnRHa。但是，停藥後兩個月，疾病再度復發，疼痛依舊，因爲異位的子宮內膜一直往深部跑，雖然之前已經切到脂肪組織，但可能還要再進行第四次手術。

另一名患者阿葳，是從直腸外科轉診到婦產科。她有血便問題，一直在直腸外科就診，因爲內診時發現有一個硬梆梆的腫塊，原本以爲是直腸癌。結果，經由大腸鏡切片檢查，才發現是深部浸潤型子宮內膜異位，連腸壁都被吃穿，所以月經來不來都痛，月經來時更痛。

阿葳才三十四歲，還沒有生孩子。有醫師認爲只要把子宮、卵巢都切除，沒有了荷

深部（浸潤型）子宮內膜異位症圖——手術前

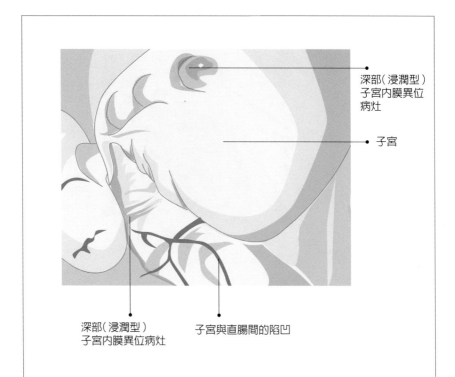

解　說：

深部（浸潤型）子宮內膜異位病灶可出現在骨盆腔內的任何部位，尤其是子宮和直腸間的陷凹、直腸壁、子宮薦骨韌帶、膀胱壁等，會造成月經期間劇烈疼痛、腹瀉等。

深部（浸潤型）子宮內膜異位症圖——手術中

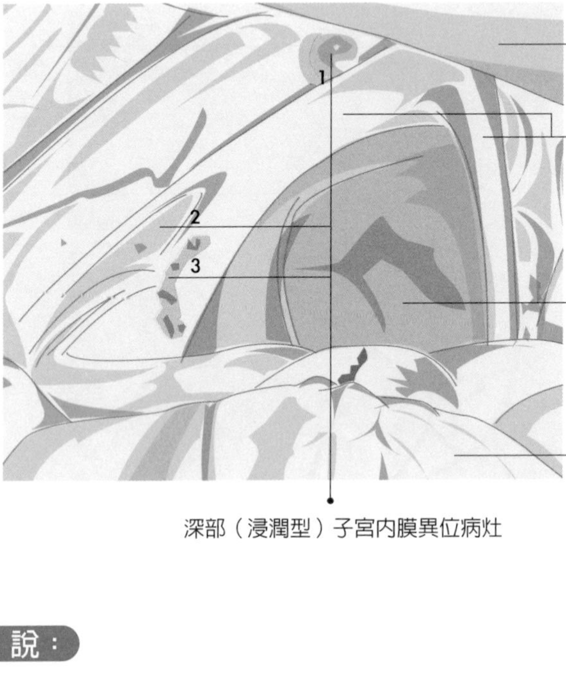

深部（浸潤型）子宮內膜異位病灶

解 說：

深部（浸潤型）子宮內膜異位病灶可出現在骨盆腔內的任何部位，尤其是子宮和直腸間的陷凹、直腸壁、子宮薦骨韌帶、膀胱壁等，會造成月經期間劇烈疼痛、腹瀉等。

爾蒙的作用，就可以解決疼痛的問題。其實，由於病灶已深入腸壁，即使切除卵巢、子宮，還是一樣會痛。治療的方法有兩種：第一種是使用藥物 GnRHa，造成假性停經，但一般用藥最好不要超過六個月；第二種是動手術切掉部分的腸子。

對於這種不是癌症、不會致命，卻痛到必須切除子宮、切掉腸子或膀胱等器官的疾病，許多人不僅無法接受，更不願意面對手術後可能造成的問題。

三十八歲的珍就是如此。她的子宮內膜異位症已經擴及腸壁，但由於位置太靠近肛門口，手術後很可能必須做肛門造口，因此她不願意切除這段腸子，選擇使用藥物 **GnRHa** 來抑制女性荷爾蒙。雖然依舊感到疼痛，但比以前好多了。只是她已經連續使用 **GnRHa** 兩年多，這種藥物一旦使用超過六個月，骨質密度每年會下降百分之七，而且是無法恢復的。然而，珍寧願冒著骨質疏鬆的危險，也不願意接受術後必須使用肛門造口的命運。

在過去三年裡，總共有六百五十個子宮內膜異位症患者前來就診。其中，有一百七十八例是發生在骨盆腔壁、子宮薦骨韌帶處的深部浸潤型子宮內膜異位，有九例的病灶穿透進入陰道和直腸的中隔，造成血便，一度被認爲是直腸癌，還有五例是患者的子宮內膜異位穿透進入膀胱壁，造成血尿。

深部浸潤型子宮內膜異位的患者眞的很多，只是過去不知道有病況這麼嚴重的患者，近年來這類患者似乎越來越多，其原因有待查明。重要的是，子宮內膜異位症越早治療越好，拖得越久，其他器官所受到的破壞就越大。

治療上，除了需要極高的專業素養和經驗之外，醫師也必須秉持治療癌症的耐心和毅力，先用手術徹底清除，再輔以藥物GnRHa治療，才能夠減少復發的機率。

莎莎決定接受醫師的建議，第二度開刀切除一段腸子。她自我安慰地說：「反正留著也是麻煩，而且切除一段腸子，以後就不用減肥了。」

醫師叮嚀

深部浸潤型子宮內膜異位症的英文縮寫是「ＤＩＥ」，由此可見它的可怕，會讓患者往往痛得想死。

ＤＩＥ的特性是，不乖的子宮內膜一直往骨盆腔內跑，侵犯了很多器官，很容易形成沾黏。手術時到底要切到何種深度，可能沒有人能夠定出一個規範。不二法則就是越早治療越好，拖得越久，其他器官所遭受的破壞就越大。

4 人爲所造成的傷害

談人造子宮內膜異位症

常見問題

● 聽說有些人月經來時，會在不該出血的地方出血，有的人經血會跑到肚皮上，有的人經血甚至跑到氣管裡。這是眞的嗎？爲什麼會這樣？

● 子宮內膜異位症也有人爲因素引起的嗎？這是可以治療的嗎？

子宮內膜異位的部位經常是千奇百怪的。確實曾有人咳血咳了六個月，都治不好，最後發現竟然是氣管內有子宮內膜異位的病灶，所以每次月經一來，氣管內也跟著出血。

曾經動過兩次手術的婷婷說，她年輕時從來不會經痛，但近年來月經每來必痛，而且最近更是不論來不來都痛，肚子裡痛，肚皮上也痛，眞不知該如何是好。

我在詢問病史後得知，婷婷是在十年前剖腹生產，並在產後四年時因婦科疾病而動過腹腔鏡手術，之後隔年她開始出現「每經必痛」的情況。

檢查後發現，婷婷剖腹產的刀疤上有一個五公分大的子宮內膜異位腫瘤。通常，這個部位的子宮內膜異位瘤平均都是一兩公分大左右。而婷婷這種五公分大的子宮內膜異位瘤很少見，估計至少已經存在五、六年以上了。

爲了徹底解決困擾，婷婷決定接受手術治療。當我們用手術去除子宮內膜異位的病灶時，由於腹部筋膜與患處附近的肌肉、脂肪組織等，都已經被異位的子宮內膜侵入，於是我們只好把受波及的相關部位挖去一大塊，然後再設法把這些部位「拉上、對齊、縫合」。

這種刀疤上的子宮內膜異位應該是人爲造成的。過去大家都沒有注意到這個問題，但事實上這類患者並不少見。其實，如果醫師小心，這種醫源型的疾病應該是可以避免的。

如何避免人爲傷害

最近兩年內，我已經碰到了十多名「人造子宮內膜異位」的患者，其中有五、六個案例是因爲剖腹產的緣故，而其他的案例則可能是婦科手術所造成，例如腹腔鏡手術。子宮內膜組織會隨著手術器具到處跑，走到哪裡就在哪裡「定居」，等到日後月經來時，伺機跟著出血。

例如，在剖腹產時用來縫合子宮的針和持針器，若在縫完子宮後又接著縫肚皮，很可能就會造成子宮內膜跟著跑到肚皮上的傷口上。既然這類患者如此常見，身爲醫師的我們是不是應該要更小心些？

如何避免人造的子宮內膜異位？從臨床經驗上來看，我建議：

一、剖腹產時，最好不要使子宮內膜的組織被帶到身體的其他部位。舉例來說，當縫合完子宮，要縫合其他部位時，應該用生理食鹽水清洗器具，或者更換器材，以避免子宮內膜跑到其他地方，直接「種」在上面。

二、由於自然產也可能使子宮內膜組織剝離到陰道傷口上（這種情況雖然少見，卻不是完全沒有），因此在縫合陰道時，應該立刻用生理食鹽水清洗陰道上的傷口，或是勤於更換手術器材。

三、用腹腔鏡手術來治療婦科疾病時，也要注意這個問題。曾有患者的子宮內膜異位組織跑到腹腔鏡使用套管的位置。因此，所有接觸過腹腔病變的器具，都應該避免直接再接觸身體其他部位，尤其是傷口。

除了子宮內膜異位之外，癌症也可能會造成類似的情況。有一位患者曾因子宮內膜癌而動過腹腔鏡手術，後來肚皮上居然冒出許多癌症病變組織，原來是因爲手術時癌細胞直接種在腹腔鏡的套管位置上。

因此，我建議在進行婦癌手術時，只要是碰觸過癌組織的器具，不論是手術刀、鑷子等工具，都不可以再接觸身體其他部位，以避免癌細胞蔓延到其他地方。

當然，從某個角度來看，癌症患者和子宮內膜異位患者的免疫力，可說是有缺陷的，尤其是某些「局部」區域。因此，癌細胞或子宮內膜異位細胞特別容易這些區域上「著床」。

患者本身很難自主性地避免這種問題。不過，對於醫師而言，養成隨時注意、更換器具的習慣，並不困難也不麻煩。因此，每一位婦產科醫師都必須牢記，無論患者原本是否有子宮內膜異位症的問題，醫師千萬不可以因爲一時貪快，就直接重複使用相同的器具，才不會在日後爲患者帶來病痛，也爲自己帶來困擾。

醫師叮嚀

子宮内膜異位症的位置可能出現在身體的任何地方，所引起的症狀也常常千奇百怪。然而，人造子宮内膜異位症應該是可以避免的。只要醫師在手術時能夠多加注意，隨時更換器具，就可以大大減少子宮内膜異位爲患者所帶來的困擾和病痛。

5 讓人羞於啓齒的病症

解決陰道炎的困擾

常見問題

- 我尚未發生過性行為，是不是就不會罹患陰道炎？
- 陰道炎有哪些症狀？又有哪些治療方法？

晶晶走進診療室，滿臉怒氣與擔心。她說，丈夫到大陸經商一段時間後返台，居然發現罹患了「菜花」（即「尖形濕疣」），難怪她最近常覺得陰道和外陰部位很癢，於是趕快來醫院做檢查，看自己是否也得了菜花。此外，她還做了愛滋病、梅毒、淋病及披衣菌的檢查。

晶晶說，她丈夫矢口否認自己在大陸有什麼不軌的行爲，還說他是因爲在旅館不小心使用了不乾淨的毛巾，才感染到菜花。她說：「我才不相信，菜花哪有這麼容易亂傳染的。後來，他終於承認是在三溫暖跟一個女人……。」

雖然她丈夫誓言這種事眞的只發生過一次，沒想到就「中鏢」，但她不相信，面帶著好像要崩潰的表情，不斷擔心地詢問：「我們全家人的衣服是放在一起洗的，我和孩子會不會被傳染？丈夫與孩子一起玩，會不會傳給孩子？」

沒想到檢驗結果顯示，晶晶雖然暫時沒有罹患菜花，但卻患有陰道炎。晶晶對此感到很錯愕。

事實上，陰道炎有好幾種，其中有些可算是性病，且多半與性生活有關。臨床上，很少看到單身、沒有性生活的女性罹患陰道炎。不過，這當然不是絕對的。

五歲的小莉被媽媽帶到醫院做檢查，因爲小莉常說自己「屁屁癢癢」，而且她的小內褲上還有分泌物，顏色和味道都怪怪的。檢查結果居然是陰道炎。媽媽很擔心，已經上幼稚園的小莉會不會遇到什麼壞人？然而，問小莉有沒有碰見什麼「怪叔叔」，她都天眞地回答說「沒有」。

在婦科門診中，偶爾會遇見感染陰道炎的小女生。她們由於還沒有發育出恥毛、大陰唇等來保護陰道，因此陰道有時候容易受到細菌感染。尤其小女生天眞不懂事，有時穿著小短裙一屁股坐在地上，如果地上不乾淨，就可能因細菌感染而得了陰道炎。

就生殖年齡期的正常女性而言，陰道的酸鹼值（ＰＨ值）約爲三至五，屬於弱酸性，具有保護陰道的作用。然而，當酸鹼值因某些原因而改變時，病菌就可能趁虛而入。所以，有些女性在洗完溫泉後、發生性行爲後，或是月經期間，會突然發生陰道炎的症狀而感到不適。這是因爲溫泉、精液或經血都屬於鹼性液體，會暫時改變陰道的酸鹼度，使原本便存在於陰道內的病原菌在遇到鹼性環境後活躍起來，進而開始造反。

不過，一般來說，在發生過性行爲八小時後，陰道內正常的乳酸桿菌會發揮功效，陸續分泌出酸性物質，使陰道恢復爲酸性環境。

其實，陰道內不會無緣無故出現病原菌。患者很可能原本已受到黴菌或細菌等病原菌感染，感染原因以性行爲最爲常見。在身體免疫力發揮作用的情況下，病原菌會暫時與患者和平共存，但是當陰道環境突然改變時，病原菌就會發作了。就一般小女生而言，則是細菌感染居多。

有些患者經常會說，她們可能是洗溫泉時坐在某處（別的壞女人坐過之處），而受到感染的。其實，最主要的原因，還是泡溫泉後的暫時鹼性環境使原本已存在的病原菌活躍，進而繁殖、發作。

致病菌不只一種

台灣潮濕悶熱，一般常見的陰道炎致病菌大致上有三大類，包括了黴菌、陰道滴蟲，以及淋病或批衣菌等細菌。而症狀則主要有惡臭異味（例如有些是不太好聞的魚腥味）、搔癢、外陰刺痛這三種。

一般而言，黴菌或陰道滴蟲感染所造成的陰道炎，比較會有搔癢症狀。黴菌感染比較屬於乾癢，外陰會有紅腫、乾裂、奇癢難受等症狀，有些人癢得受不了，會用熱水去燙患處來試圖止癢，產生暫時的快感。但是，這樣做不但無法燙死或淹死黴菌，反而可能使患處更爲乾裂搔癢。

當這類患者內診時，醫師往往會看到一塊塊如碎起司般的網狀分泌物，有時甚至塞滿了整個陰道，以及外陰部紅腫龜裂。

黴菌感染所造成的陰道炎在治療上並不困難。有時，服藥一天就可以達到治療效果。如果使用陰道塞劑或外用藥膏，則可能需要一週以上。在這類陰道炎的急性期，若使用塞劑或藥膏來治療，局部所受到的刺激很可能會太強，所以醫師通常建議患者先用口服藥物加上溫水坐浴，若必要則再加上局部性的治療。對患者的男性伴侶來說，男性生殖器若沒有包皮，黴菌比較不容易生存。然而，如果患者不斷復發，則建議先生一起接受治療。

就陰道滴蟲所引起的陰道炎而言，以往患者多半爲社會低階層的女性，尤其妓女是最好發的族群。但是，自從兩岸開放經商之後，中上階層的女性患者也多了起來，追查其原因，與她們的台商男性伴侶在外嫖妓有很大的關係，但也很可能跟大陸部分地區衛生條件不佳有關。

當這類患者做內診時，她們一除去內褲，診療室裡就會出現如魚腥味般的臭味（一般人聞過一次就不會忘記！），而分泌物則是黃黃綠綠的顏色，非常特殊。

陰道滴蟲所引發的陰道炎在治療上並不困難，以口服藥的效果最好。但是，患者和她的伴侶必須一起接受治療。如果有多重性伴侶的顧慮，也要全部一起治療，否則很快就會再傳染回來。使用塞劑來治療這類陰道炎，效果並不好，因爲陰道內有許多皺褶，塞劑至少要使用一兩週以上，但患者往往症狀稍有改善就停藥，於是很快就復發了。

至於細菌感染所造成的陰道炎，一般症狀包括了不會太癢、有惡臭味，以及分泌物呈現灰白色、甚至黃色。在治療上，連續使用抗生素一週，就可以達到不錯的效果，建議患者和她的伴侶一起治療。

國人似乎比較偏好外用藥的治療方式，例如貼布、陰道塞劑、藥膏等，並且認爲口服藥會傷身。其實，只要選用適當的藥物，身體並不會受到傷害。例如，治療細菌所造成的陰道炎時，最好禁用廣效性的抗生素。

分泌物多不代表一定有問題。例如，子宮頸柱狀上皮外翻時（一種正常生理現象），分泌物就可能會比較多。但是，患者若持續有搔癢、惡臭、分泌物黃黃綠綠的症狀，就可能有不正常之處，最好盡快就醫檢查，找出病因。

醫師叮嚀

陰道炎的主要症狀是異味和搔癢。不過，不同的病原菌所造成的陰道炎會出現大不相同的症狀。因此，還是要先找出病因，再對症治療比較妥當。

在治療上，往往需要性伴侶一起治療，效果才會比較好。趁這個機會來檢視彼此的性關係是否單純，並加以改進，也算是保護自己的另一種收穫吧。

6 找不到病原菌

透視非感染引起的陰道炎

常見問題

● 我今年五十五歲，生活很單純，但最近陰部附近很癢，怎麼清洗都沒用，去醫院治療也都無效，該怎麼辦？

● 我因陰部很癢而就醫，擦藥塞藥已經半年了，卻一直治不好，難道一輩子都得忍受搔癢之苦？

雖然有些陰道炎是由性病所引起的，但有些患者根本找不到病原菌的來源，所以陰道炎往往不一定是感染所造成的。而非感染引起的陰道炎可分爲以下三種：萎縮性陰道炎、化學性陰道炎、混合性陰道炎。

萎縮性陰道炎

已經停經五年的張太太，與張先生仍有正常的性生活。在別人眼中，他們是非常恩愛的夫妻。

然而，最近兩人之間似乎發生了什麼問題。張太太自從前兩天從醫院回來後，就經常與張先生發生爭吵。後來，他們的女兒才知道，兩人吵架的導火線竟然是張太太覺得自己罹患了陰道炎。

張太太懷疑，一定是丈夫在外面「亂來」，回家又傳給她，才會害她罹患這種可能是性病的陰道炎。不過，張先生更感到委屈，他自認從未在外面「偷吃」，但老婆竟然罹患了性病。八成是她自己有不軌行爲，讓他戴了綠帽，竟然還推到他頭上！

張太太再度回診時，她女兒陪她就醫，才終於揭開了她罹患陰道炎的眞正原因。原來，張太太是得了因老化而引發的萎縮性陰道炎。

所謂的「萎縮性陰道炎」，是指女性在停經後，由於缺乏女性荷爾蒙的滋潤，陰道的上皮細胞逐漸萎縮，泌尿和生殖系統的上皮細胞也出現萎縮現象，因此陰道時常會出現乾、癢、頻尿等不適症狀。在這種情況下，做子宮頸抹片檢查時，甚至可能會得到「發炎」這種報告結果，但醫師進行內診時，卻找不到任何病原菌感染的跡象。

化學性陰道炎

此外，已長期停經的婦女由於沒有正常的陰道分泌物，性刺激時的分泌也比較不足，在發生性行爲時比較容易造成陰道表皮上的微小損傷，因此有些女性會覺得性行爲後有刺痛不適的症狀，還以爲是受到感染而罹患陰道炎。

然而，這類女性患者當中，有不少人因爲覺得丟臉，而不喜歡接受醫師的內診檢查，只想要求醫師開給藥膏或陰道塞劑來改善。如果醫師不願意開藥，她們就找其他醫師診治。這種不當用藥的結果，最終甚至演變成所謂的「化學性陰道炎」，也就是過多藥物刺激陰道黏膜所造成的傷害，使原有的症狀又更加嚴重。這類患者以年紀較大的女性居多。

秋美已經連續被陰道不適症狀困擾好幾個月了，數個月來一直使用各種消炎藥和塞劑等來治療，但就是治不好，仍然搔癢不已。當她帶著愁容和不好意思的表情來到門診時，我仔細地向她說明內診的重要，並幫她做內診與相關的病原菌培養，但是並未發現任何受到感染的跡象。

我建議秋美，先暫停使用之前所有的塞劑和消炎藥一段時間，並且每天定時溫水坐浴十分鐘，讓陰道處的局部血液循環逐漸改善，或許會有所幫助。當然，這可說是一種局部性的物理治療。

果然，到了下一次門診時，秋美的表情完全不同，似乎神清氣爽了起來。她由於陰道不再受到藥物的刺激，陰道的搔癢症狀反而完全消失了。這就是典型的化學性陰道炎。她開心地對我說：「原本以爲這一輩子都治不好了！」

混合性陰道炎

以秋美的情況來說，當她一開始因陰道搔癢等症狀而接受治療時，是否眞的受到感染已不得而知。或許，起初並未眞的受到感染，卻一直使用塞劑等藥物去刺激它，使症狀更爲惡化。或許，起初眞的受到感染，卻一直不當用藥（尤其是一些廣效性抗生素），後來演變成藥物刺激所造成的化學性陰道炎。當然，也可能一開始就是混合式的感染，有兩種以上的病菌存在，增加了醫師診斷上的困難。雖然病原菌的培養可以有所幫助，但當時的醫師卻沒有診斷出來，只針對部分病因加以治療。如此一來，當然難以完全治癒。

因此，無論是何種形態的陰道炎，如果治療了一段時間仍然無法治癒，最好進行第二次內診和檢查，看看是否合併了多種病原菌，或者疾病型態已有所改變，不要從頭到尾一直使用同一種藥物。患者千萬不要自行到藥房買藥來治療，以免病情不但無法好轉，反而更加惡化。

醫師叮嚀

不論致病原是什麼，陰道炎經常被認爲是不折不扣的性病。其實，除了感染所造成的陰道炎之外，還有老化所引起的萎縮性陰道炎、不當用藥所引起的化學性陰道炎，以及混合性陰道炎。

下次在指責伴侶「亂來」之前，最好要先搞清楚，不要像張先生、張太太那樣吵得不可開交，也不要像秋美那樣自己亂買外用藥來塗抹，以免越擦越癢哦！

7 長錯地方的孩子

子宮外孕的診斷與治療

常見問題

● 什麼叫做「子宮外孕」？胚胎如果不著床在子宮裡，那麼會著床在哪裡？

● 子宮外孕的孕婦可能會有生命危險嗎？該怎麼辦？

這件事發生在十五年前。

岳玲懷孕十一週，卻被發現是子宮外孕，胚胎著床在子宮頸而不是子宮腔內。岳玲一來到我的門診，就表明一定要保留子宮。她說自己還沒有孩子，不想從此失去當媽媽的機會。她是從外縣市前來看診的，當地的醫師告訴她有可能必須做子宮摘除術，才能夠治療這種少見的「子宮頸外孕」。

在她住院檢查確定之後，我嘗試幫她做子宮搔刮手術，看看是否能夠拿掉不在子宮內正常位置著床的胚胎。沒想到擴張器械才一放進去，一股有如小拇指般粗細的血柱立刻由子宮頸口往外噴，嚇壞了在場的所有人。

我機警且反射性地立即用食指塞住子宮頸口，大聲吼叫要立刻輸血，並且呼叫身邊所有的人緊急準備剖腹手術。我要求助手代替我把手指伸到子宮頸處，以阻止繼續往外湧的血柱，並且立刻在簡易消毒下快速地進行直接緊急開腹手術，因為我們必須在最短的時間內止血，一分一秒都不能延誤，否則患者的生命堪虞。

在手術之前，雖然已檢查出岳玲的情況可能是著床在子宮頸的子宮外孕，但是無法得知情況如此嚴重，不但胚胎逐漸長大已使子宮頸瀕臨破裂，而且像穿透性胎盤一樣，已穿透子宮頸直接吃到膀胱壁上。之所以尚未造成腹內大出血，是因為正好膀胱壁擋住它，使它不至於破裂出血，但是膀胱反倒成為它侵蝕的器官。在這麼緊急的情況下，別無選擇，只能立刻拿掉子宮。岳玲總共失血五千至六千ＣＣ，但總算保住性命。

在十五年前，治療這類子宮頸外孕並沒有比較好的方法，通常的作法是只能夠拿掉子宮。不過，隨著醫學的進步，如今不但可以保留子宮，還可以保住繼續生育的功能。

在正常情況下，卵子和精子會在輸卵管的中段相遇並受精，然後受精卵要花上六至七天的時間，經由輸卵管收縮，再回送到子宮腔內著床。若受孕胚胎未著床在正常的子宮腔內，而著床在其他地方，包括輸卵管、子宮角、子宮頸、卵巢、腹腔等部位，都屬於子宮外孕。子宮外孕的發生率約爲百分之三至七。

其中，約有百分之九十五的子宮外孕是著床在輸卵管內。如果輸卵管的功能不好（例如，曾發生骨盆腔發炎或沾黏、子宮內膜異位等，導致輸卵管內的纖毛活動力不佳，不能協助受精卵回到子宮膜內），就會使受精卵無法有效率地回到子宮腔內，而著床在輸卵管上。可是，輸卵管壁又薄又脆弱，當懷孕達五週左右，就可能被逐漸長大的胚胎所撐破，甚至導致數千西西的血液流入腹腔，造成休克，甚至死亡。

在治療處理上，這種輸卵管上的外孕可說是最簡單的，其他類型的子宮外孕則是更爲棘手。由於現代醫學的長足進步，在治療子宮外孕時，拿掉子宮、拿掉單側輸卵管已不再是治療考慮的選項。但是，先決條件是必須在破裂之前提早診斷出子宮外孕。

治療有新法

目前，一般的治療方法爲以下兩種：如果輸卵管已經被撐破，那就必須在必要時先輸血以挽救失血的現象，然後再摘除已被撐破的輸卵管（在少數的情況下，輸卵管是可以修補的）；如果輸卵管尚未被撐破，則可以利用輸卵管造口術來治療，也就是使用傳統剖腹手術或腹腔鏡方式，在輸卵管上切一個小洞進入，刮出妊娠組織，然後再縫合起來。

不過，大部分仍希望懷孕的患者不願意摘除輸卵管，而輸卵管造口術也可能因內膜受傷而產生疤痕，造成纖維化、沾黏等，導致輸卵管即使通暢卻功能不佳，使得日後再度發生子宮外孕的機會仍然很高。

前一陣子，有一名孕婦就是如此。大部分的子宮外孕約爲五週左右，輸卵管就會被撐破，然而這名孕婦則是子宮外孕七週時才發現，不過很幸運的是，輸卵管還沒有被撐破。她之前曾經因子宮外孕而切除左側輸卵管，後來生了一個女兒，但是當她想再生一個孩子時，卻又發生右側輸卵管的子宮外孕。如果再切除右側輸卵管，她就無法再自然生育了。但是，如果使用輸卵管造口術，也會因爲胚胎已七週大，已可以看到心跳，而有相當高的危險性。如果她出血不止，就必須將輸卵管緊急切除，即使勉強保留住，她再生育的希望也是大幅降低的。

如今，還有其他的治療方法。有人曾使用治療葡萄胎的化療藥物MTX，來治療輸卵管的子宮外孕。使用這種方法時，要住院一週，每天直接從靜脈或肌肉注射MTX，失敗率約爲百分之二十至三十。但是，這種注射會使全身都暴露在化療藥物之下，所以會有噁心、嘔吐、脫髮、造血系統受損等副作用，所幸這些都是短暫的影響。後來，有人直接以腹腔鏡手術的方式，把MTX注入胚胎著床的輸卵管部位，以減少全身性的藥物副作用，但失敗率仍有百分之二十至三十。

可惜，在子宮頸外孕的治療上，MTX的成功率並不高，還不到百分之五十。

此外，有一種比MTX更強的化療藥物，叫做VP-16（學名爲etoposide），可以用來治療子宮外孕。日本人就曾經用它來治療子宮頸或子宮角等特殊的子宮外孕，有不錯的效果。我曾把VP-16在腹腔鏡的監視下直接注入胚胎著床處，來治療三、四十例的子宮外孕（一般指的是胚胎著床在輸卵管上的懷孕）和子宮角外孕。其中，約有六成的患者後來輸卵管仍然暢通，除了不想再生育的人之外，目前已經有八個人自然懷孕生產。

VP-16雖然療效強，但毒性相對也比較大。不過，它用於治療子宮外孕時，只是局部注射少量藥物，所以保留了療效強的優點，但副作用相對很小。迄今，我用它來治療的病例從未失敗過。

我利用VP-16局部注射，來治療那位只剩一條輸卵管，卻又子宮外孕的孕婦。在腹腔鏡下，先抽取少量胚囊的液體，再將少量VP-16注射回妊娠囊中。由於藥物只作用在局部，因此靠破壞妊娠囊的滋養層細胞，來達到治療子宮外孕的目的。她目前情況良好，可惜尚未受孕，否則就懷孕七週的子宮外孕而言，將是一個非常成功又令人喜悅的病例。

至於子宮頸外孕，在治療上，它是一種非常棘手的子宮外孕，處理不好就會致命。我並未嘗試過用VP-16來治療子宮頸外孕，因爲另有更好的治療方式。這個方法就是，用腹腔鏡子宮血管阻斷術，先阻斷血流（視患者的情況，可能只綁住子宮動脈血管，或是還綁住子宮和卵巢動脈血管），再試著從陰道刮除掉著床在子宮頸的胚胎組織，或者直接注射MIX或VP-16在子宮外孕處的胚胎上。如此一來，就不會像岳玲一樣，出現大出血，甚至危及生命的問題。

就子宮外孕而言，若能在患處破裂之前處理，比患處破裂後處理有更高的安全性，而且治療上的破壞性也比較少，所以越早發現越好。

子宮外孕的女性常會因妊娠組織分泌出懷孕的相關激素，刺激子宮內膜，形成蛻膜樣變化，導致子宮內膜不規則的脫落，產生不規則的出血。但是，這些女性大多數通常不知道自己已有子宮外孕，不把月經過期當做一回事，卻又把後來的不規則出血當成是遲來的月經，於是經常會延誤了診斷及治療。

所以，妳若發現自己的月經過期、驗孕結果爲懷孕了，但是出現陰道異常出血，甚至下腹疼痛的情況，就要快點就醫，千萬不要等到患處破裂，就很可能會有生命危險了。

醫師叮嚀

胚胎不著床在正常的子宮內，而著床在骨盆腔內的其他器官上，就是子宮外孕。子宮外孕越早發現越好，治療起來不但較爲安全，破壞性也較小。如果等到外孕的地方破裂，就可能造成大出血，甚至休克命危了。

腹腔鏡子宮血管阻斷術，是目前治療子宮頸外孕的可行方式之一。它可以有效解決手術中失血過多的問題，但仍然需要更多的病例累積來證實它的優點。

8 擋不住的感覺

揮別子宮脫垂和尿失禁的苦惱

常見問題

● 母親每次大笑或打個噴嚏，就會有尿液滲出來。我們原本以爲這是尿失禁，但醫師說是子宮脫垂合併膀胱下垂，導致尿失禁。請問該如何處理？

● 我有子宮脫垂的問題，不過還想再生育，該如何是好？

趙媽媽快八十歲了，心中一直有個困擾，但她不好意思告訴老伴和同住的兒子。每當她走走路、打個噴嚏、大笑，甚至有時只是從椅子站起來，她就會覺得有尿液滲出來。更不舒服的是，她走點路，陰道處就會有一坨東西掉出來。每次她都得馬上找廁所，然後用手把這坨東西推回去。

母親節那天，趙媽媽已出嫁的女兒返家團聚，發現媽媽有時神情不對勁，臉色一變就會趕快跑廁所。她利用只有她和媽媽兩人在房間聊天的機會，關心媽媽爲何會這樣，趙媽媽才呑呑吐吐地說出：「下面有一個東西常會掉下來。」

其實，趙媽媽的困擾來自「子宮全脫垂」。每當母親節或過年後，門診中就會出現一些老媽媽患者，其中最常見的是更年期後出血、子宮脫垂與尿失禁的患者，而且往往是女兒陪著媽媽就診，因爲過年過節通常是已不住在家中的女兒與媽媽見面的時間。對於子宮脫垂和尿失禁這類問題，媽媽患者通常不太會告訴另一半，而女兒較爲貼心，所以媽媽與女兒比較好說話。

骨盆腔底部的組織非常複雜，由許多韌帶、筋膜及結締組織共同組成。而子宮則是由成雙的圓韌帶、子宮旁主韌帶、子宮薦骨韌帶等六條韌帶，以及骨盆腔底的結締組織、肌肉等共同支撐。如果子宮長期過度牽扯、腹壓持續增加或者受到外力直接破壞，都可能導致韌帶受傷、鬆弛，或是結締組織受傷，造成子宮脫垂，甚至從陰道掉出來。

有不少因素會造成子宮長期牽扯或腹壓增加，例如多次懷孕生產、腹部大腫瘤、腹水、長期便祕，以及長期的勞力工作等。而這幾種情況不但常見，也不容易避免。此外，像是勉強生出過大的胎兒、生產時用力不當與醫師外力操作（如產鉗、眞空吸引等），都可能在無形中傷害骨盆腔底部的韌帶和筋膜，造成骨盆腔的鬆弛，導致子宮、膀胱及直腸的下墜。

至於子宮的許多韌帶之所以遭受直接破壞，而喪失支撐骨盆腔的功能，則是因爲生產過程中出現撕裂傷，或是在子宮切除手術等外科手術後，韌帶的斷端與陰道底部未經仔細修復等。而後者甚至可能導致日後骨盆腔鬆弛，以及子宮或陰道脫垂。

而尿失禁則多半發生是在腹壓瞬間改變的時候，如咳嗽、大笑、打噴嚏、跑步、突然站立。突然增加的腹壓，原本應該由控制小腹的括約肌來承受，緊急收縮以不使小便溢出。但是，如果括約肌肉受傷，或是膀胱頸的正常角度受到骨盆腔鬆弛所影響，造成瞬間增加的腹壓直接作用在膀胱壁上，迫使小便溢出，而括約肌又無法有效收縮來進行對抗，那麼就成爲了所謂的「壓力性尿失禁」。

長期搬重物的後果

五十多歲的素月長期腰痠背痛，且陰道入口處有一個腫塊常滑至陰道外，必須用手推回去，才不至於影響行走。我幫她檢查後發現，這是子宮重度脫垂。

可是，素月從未懷孕生產過，也沒有便祕現象或是動過手術，爲何還會子宮脫垂？

我仔細詢問她的病史和日常作息，終於發現了原因。素月已在啤酒廠工作二十多年，每天都要搬啤酒。她長年搬運重物，使腹壓長期處在擴張的狀態，終於重創骨盆腔底部支撐組織，導致子宮嚴重下垂。雖然並不排除素月可能先天上骨盆腔的結構就特別脆弱，但是對於許多長期從事勞動工作的婦女而言，腹壓長期處在擴張的狀態確實是一種隱憂。

子宮脫垂經常會合併膀胱或直腸膨出（如同疝氣，因爲膀胱在子宮正上方，直腸在正下方，當子宮掉出來時，膀胱和部分直腸就被子宮連帶拉出），有時還會合併尿失禁（因爲膀胱頸的位置改變，控制小便的括約肌喪失功能）。像趙媽媽就是子宮脫垂合併尿失禁的典型病例。這類患者經常會覺得陰部有異物，造成行動和生活上的不便。

子宮脫垂可分成三度：第一度是子宮頸連同子宮還未下垂到陰道口；第二度是子宮頸已下垂到陰道口；第三度是子宮頸已下垂到陰道外面。至於嚴重到子宮全部掉在陰道外面，則是所謂的「子宮全脫垂」。如果子宮掉出來太久，又沒有適時將它歸位，會導致掉出來的子宮充血腫脹，甚至連用手都無法把它推回原位。

在治療上，對於年紀較大的患者，可以直接從陰道把子宮切除，手術後不會在腹部留下任何疤痕，住院兩、三天即可。這不失爲一勞永逸的方法。如果患者的膀胱、直腸也膨出，還必須進行前（膀胱）後（直腸）陰道壁修復術，來修補筋膜，把多餘的陰道壁剪去。趙媽媽就是採用這種治療方式。

一般來說，當病患尿失禁嚴重時，我們也會在進行前（膀胱）壁修補時，順道提高膀胱頸的角度，改善腹壓傳導的缺損。趙媽媽在接受手術後，不但因子宮已切除而不再有下墜感，同時長時間困擾她的尿失禁也一併消失了。

對於較年輕的患者，如果她已沒有生育的顧慮，則可以利用「子宮懸吊術」，從陰道來進行或是利用腹腔鏡方式來做。最好是在生產計畫完成之後，再進行子宮懸吊術，避免將來生產完之後，子宮脫垂再度復發。

素月還希望保留子宮，所以我替她做了「腹腔鏡子宮懸吊手術」，來矯正子宮脫垂的問題，住院兩天後便出院回家。不過，在她出院之前，我特別叮囑她，日後最好避免再做同樣負重的工作，以免子宮脫垂再度復發。

對於許多年輕又希望保留子宮的患者而言，還有一種很不錯手術方法可供選擇，那就是較爲傳統的「Manchester手術」，也就是「陰道式子宮懸吊術」。至於究竟要用什麼方式來操作手術，患者最好與醫師商量，再做審愼的決定。

至於嚴重尿失禁的患者，現今已有非常多的矯正手術可供選擇。而最古老又正統的手術方法，叫做「Burch手術」，也就是「膀胱頸懸吊術」。它可以利用直接剖腹或腹腔鏡方式來操作。目前醫界所使用的一些其他手術方法，同樣可以達到懸吊膀胱頸角度的目的，而且成功率已相當接近正統的「Burch手術」。

醫師叮嚀

骨盆腔底部的組織如果長期過度牽扯、腹壓增加，或是受到直接破壞，都可能導致子宮脫垂或尿失禁。年長的子宮脫垂患者可以乾脆切除子宮，一勞永逸。而年輕子宮脫垂患者，則可以利用子宮懸吊術來治療，效果也很好。此外，治療尿失禁也有許多種手術方法，最傳統的是「Burch手術」。

當妳進行治療時，妳一定要和醫師討論，選擇最適合自己、醫師也最擅長的手術方式。

9 不能掉以輕心

如何看待子宮頸抹片檢查結果？

常見問題

● 我收到子宮頸抹片檢查的報告書，結果是「發炎」。這是否表示我得了子宮頸癌？

● 好友每年都做子宮頸抹片檢查，結果都是「正常」，但日前還是罹患了子宮頸癌。爲什麼會這樣？有哪些治療方法？

妳曾發生過性行爲了嗎？有過性行爲之後，妳有沒有每年定期做子宮頸抹片檢查？

一般而言，由於子宮頸癌的進展緩慢，因此每年定期做子宮頸抹片，是預防及早期發現子宮頸癌的最佳方法。

然而，子宮頸抹片檢查結果正常，是否就可以放心了？如果身體突然出現異常症狀，該如何是好呢？如果子宮頸抹片檢查結果異常，該怎麼辦呢？

已經停經的貴芳最近有陰部異常出血的現象，但由於近幾年的子宮頸抹片檢查結果都是正常，因此她不以爲意。然而，她的女兒不放心，陪伴她從嘉義搭車北上來到我的門診，我幫她重複再做抹片檢查，結果是所謂的「非典型細胞」。

依照教科書上的說法，如果檢查結果爲「非典型細胞」，隔半年再做抹片追蹤即可。不過，我幫貴芳做內診時，發覺子宮頸有些異常，所以直接進行切片檢查，沒想到切片結果竟然是鱗狀上皮細胞癌。

子宮頸抹片是早期發現子宮頸癌的一項優良篩檢工具，但也不能因此就過度放心。例如，就貴芳而言，既然有異常出血現象，肯定有其原因，不可以因抹片正常而掉以輕心。而醫師在進行抹片檢查時，最好順便做詳細的內診，最後綜合臨床所有症狀來做判斷，才不會錯失先機。

不過，要特別注意，固然不可以因子宮頸抹片檢查結果正常，而忽略了臨床症狀，但是也不必因子宮頸抹片結果異常，而嚇得睡不著覺。

美玲在某個醫學中心做完子宮頸抹片後即出國，不久後家人通知她，抹片檢查結果異常。美玲有如遇到青天霹靂，立刻整裝回國做詳細檢查，但結果卻是一切正常。

這種情況有可能是「僞陽性」（把正常的子宮頸上皮判定爲異常），或者是判讀上的誤差，甚至有可能是做抹片採樣時，正好把子宮頸上的少許癌細胞刮掉了。雖然最後所有檢查結果都是正常，但美玲已因最初的檢查結果而中斷了國外的工作，同時還驚慌了好一陣子。

十多年前，子宮頸抹片報告的分類非常簡單，共分成正常細胞、發炎細胞、子宮頸上皮異常細胞、子宮頸原位癌細胞、子宮頸癌細胞等五級。然而，目前子宮頸抹片檢查結果的分類，已變爲總共有將近二十項，經常弄得患者一頭霧水。因此，醫師必須有足夠的判斷力，才能夠做出最正確的應變，也才能夠符合病患的權益。

抹片檢查結果異常的因應之道

如果子宮頸抹片檢查結果是「發炎」，患者是否一定是得了陰道炎或出現病變，需要馬上回診？其實不一定。「發炎」有時候只表示在顯微鏡下看抹片時，發現存在一些白血球或萎縮的上皮細胞，但不一定表示眞的有細菌或黴菌所引起的陰道感染。甚至，即使抹片檢體中眞的有感染的病原體存在，在臨床上患者也不一定會出現陰道炎的症狀。

臨床上的陰道炎患者，大多是因搔癢、異味或外陰疼痛等臨床症狀，而前往醫院診療，因此醫師若發現患者的抹片上有受到某些病原體感染的情況，但患者並沒有任何臨床上的不適症狀，那麼充其量只能夠說這是「臨床下的感染」。至於這種情況到底要不要治療，其實是見仁見智的。

所以，如果子宮頸抹片檢查結果是有「發炎」現象，但沒有症狀，則未必需要回診。如果患者直覺自己有不適的症狀，就必須回診接受治療。回診後，醫師會視患者是否眞的有陰道炎的臨床症狀，再參照抹片檢查結果，來決定是否需要做藥物治療。

還有一種比較不明確又令人看不懂的抹片異常報告，叫做「非典型細胞」。通常，當病理科醫師對介於「炎性細胞」與「上皮變異細胞」之間的判斷，猶豫不決時，就會把它歸類爲「非典型細胞」。這類患者可以等六個月後，再做一次抹片檢查。

不過，有越來越多的研究發現，追蹤到最後，子宮頸抹片檢查報告是「非典型細胞」的患者當中，約有五分之一屬於「上皮變異細胞」。所以，有學者建議，這類患者不妨加做人類乳突病毒篩檢，來偵測子宮頸上皮細胞中是否存在著人類乳突病毒，但這在臨床上的參考價値仍不是十分肯定。

目前，有許多研究認爲，人類乳突病毒是子宮頸癌的元兇，感染人類乳突病毒的人是罹患子宮頸癌的高危險族群，但這不表示將來一定會罹患子宮頸癌。

所以，就子宮頸抹片檢查報告是「非典型細胞」的患者而言，若人類乳突病毒篩檢結果呈陽性反應，可以選擇再做陰道鏡檢查，若這項篩檢結果呈陰性反應，則半年後再做抹片檢查即可。但是，如果患者在臨床上有異常症狀，或是內診時發現異樣的子宮頸病灶，可以直接安排陰道鏡檢查。

不過，人類乳突病毒篩檢價格昂貴，健保並不給付，所以這類患者即使臨床上沒有任何症狀，卻又非常擔心害怕，則不妨直接做陰道鏡檢查，或三個月後再做一次子宮頸抹片追蹤檢查。

其實，許多婦科醫師都質疑，是否有必要同時做子宮頸抹片檢查和人類乳突病毒篩檢。因爲對一般婦女來說，如果病毒篩檢結果呈現陽性反應，會被認爲是子宮頸癌的高危險群，但如果子宮頸抹片檢查結果是正常的，那麼此時婦科醫師能夠提供的建議是什麼？還是只有每年定期做子宮頸抹片檢查，並沒有更好的處理方式。此外，如果這群婦女即使相隔三個月、半年，再做一次子宮頸抹片檢查，而結果仍然是正常的，那麼她們恐怕終其一生都要陷入罹患子宮頸癌的恐懼陰影中。請問，醫師這樣做值得嗎？病患花了錢得到的是什麼樣的健康保障呢？眞正的受益者恐怕只是提供人類乳突病毒檢驗套裝的廠商，以及醫院和醫師罷了。

如果子宮頸抹片檢查報告是「上皮變異細胞」，傳統的處理方法是做陰道鏡檢查，必要時還會做子宮頸切片。若只是「輕度上皮變異」（CIN I），就以雷射氣化手術去除病變。若是「中度或重度變異」（CIN II-III），則可以用「子宮頸椎狀切除手術」來治療。

不過，自從二十多年前出現了一種名為「電圈式子宮圓錐狀切除術」（LEEP）的門診小型手術之後，婦科醫療開始產生了一些變革。

新的治療方法

LEEP的器具是由一種特殊線圈所構成，接上電源後，可以用來輕易快速地切割子宮頸上皮（包括出現病變的組織上皮）的轉換帶（最容易產生癌病變的子宮頸部位），並且具有良好的止血功能。在陰道鏡下操作，或在子宮頸上塗抹特殊試劑，就可以顯影出病灶的確實位置。接著，在子宮頸上直接注射少量局部麻醉劑之後，醫師可以根據病變的部位及範圍大小，瞬間切下所有的病變組織及周遭的轉換帶。手術後，再用小圓頭來電燒止血，不必縫合傷口。整個手術過程只需五、六分鐘，一般出血不會超過五CC。

這種簡便快速的方法具有診斷和治療的雙重功能，甚至可以取代傳統上先做陰道鏡檢查、再做子宮頸切片、然後再治療的方式。因爲，如果ＬＥＥＰ的病理切片結果的嚴重性，並未超過子宮頸原位癌，那麼患者日後只要定期做子宮頸抹片追蹤即可。換句話說，治療即宣告結束。如果病理切片結果超過了子宮頸原位癌，那麼患者則要再進行其他如子宮根除手術等治療。由於切除病變後的子宮頸部位，正好是日後最可能復發的部位，因此在ＬＥＥＰ之後，不必去縫合子宮頸上的傷口，以便於日後子宮頸抹片檢查時做採樣。

我已爲超過上千名子宮頸原位癌患者進行過ＬＥＥＰ。根據我在ＬＥＥＰ手術後的追蹤調查，如果患者仍希望再生育，那麼她們再懷孕的機率幾乎和一般婦女差不多。而且，她們的復發率，也和接受傳統子宮頸錐狀切除手術或子宮切除手術者差不多，一般大約都在百分之一至百分之一．五左右。

如果子宮頸抹片檢查報告上出現癌細胞，那麼醫師在做內診時，有時肉眼就可以清楚看到子宮頸上有一塊潰爛的癌症病灶。有經驗的醫師可以直接做切片檢查，以縮短患者等待的時間。但是，若內診時看不到明顯的病灶，就必須按部就班地進行陰道鏡、切片、子宮頸管搔刮術（ＥＣＣ）、ＬＥＥＰ等全套檢查，務必確認癌病變的嚴重程度、臨床上的分期如何等，然後依照病情的嚴重程度，擬定種種不同的治療計畫。

我經常告訴患者，任何疾病的「治療」，包括癌症，都有脈絡可循，因此按部就班就好。所謂「有經驗」或「好」的醫師，都具有優秀的診斷功力。因此，確實又精準的診斷才是治療成功的保障。

三十六歲的惠美在某醫學中心做子宮頸抹片檢查，結果檢查報告為「異常」。醫師認為這是子宮頸原位癌，便直接進行子宮切除手術。後來，卻發現切下來的子宮上已有第一期下的子宮頸癌病灶。原本，對於這種程度的子宮頸，應該要進行子宮根除術，加上骨盆腔淋巴切除術的大手術。但是，這位醫師卻只做了單純的子宮切除手術。醫師承認自己嚴重誤判，建議惠美再接受放射治療。她在做了兩次放射治療之後，來到我的門診，希望尋求放射治療以外的其他補救方式。

事實上，如果惠美一直接受放射治療，不但容易造成骨盆腔、甚至陰道的纖維化（日後難以從事性行為），而且卵巢功能也會大受影響，長期下來，連腸子、膀胱的功能也會受到很大的影響。惠美還只有三十六歲，所付出的代價未免太大。最後，我為她安排「子宮旁組織根除術」，再加上骨盆腔淋巴摘除術，免除了放射治療。

如果醫師在做決定性的手術之前，能夠先幫她進行詳細的檢查或ＬＥＥＰ，在確立診斷後再決定手術的範圍和方式，就可以在一次手術中解決，也不必讓她承受第二次手術、甚至放射治療之苦。

醫師叮嚀

子宮頸抹片檢查是一種非常重要的子宮頸癌篩檢工具，也是早期偵測子宮頸癌的最佳方法。

有時，即使抹片檢查結果爲正常，也不要完全忽視臨床上出現的症狀，可以找有經驗的醫師做進一步的確認。反過來說，如果抹片檢查結果爲異常，不必過度驚慌，要去複診做更詳細的檢查，找出眞正病因和嚴重程度，再進行正確的治療。這才是子宮頸抹片檢查最大的意義。

第二篇

婦科內分泌常見困擾

10 讓妳恢復女人味

剖析多囊性卵巢症候群

常見問題

- 我深受青春痘問題所困擾，也很不喜歡自己嘴巴上方的鬍鬚比一般女性濃密。另外，我的經期一直很不規律。請問該如何改善這些問題？
- 我滿臉豆花、頭髮日漸稀疏，到皮膚科就診時，醫師卻建議我到婦產科做進一步的檢查，爲什麼？

信珍自從十三歲開始有初經之後，月經就從未規則地出現過，剛開始是兩、三個月來一次，接著三、四個月來一次，然後半年才來一次，後來甚至必須不定時地由媽媽陪同，到住家附近的婦產科診所打催經針，才會來一點點月經。

當時，醫師說月經剛開始都是這樣，再長大一點就自然會正常了。

可是，信珍現在十七歲了，月經還是愛來不來的，加上滿臉青春痘，嘴唇上方出現類似男人的細鬍鬚，還有六十八公斤的體重，讓她非常自卑又焦慮。正值青春年華的她，經常問自己：「我怎麼一點都不像女生呢？」

當信珍跟著媽媽來到我的門診時，我一一詢問她的狀況，從她月經週期混亂、體重上升、身體上出現男性化特徵等等，於是心裡有數。在安排她進行婦科超音波檢查，以及許多項的荷爾蒙檢查，如性腺激素（FSH和LH）、雌激素、泌乳激素及雄性激素等之後，我確定信珍應該是罹患了「多囊性卵巢症候群」。

疾病就是疾病，爲什麼要叫做「症候群」？其實，多囊性卵巢症候群是一種涉及身體多重器官和系統，且牽涉到遺傳和環境等多種因素的複雜疾病。由於它太複雜，又呈現多樣的臨床面貌，因此醫學上稱它爲「症候群」。

早在一九三五年，Stein和Leventhal兩位醫師就發現了多囊性卵巢症候群。多囊性卵巢症候群是目前年輕女性最常見的婦科內分泌疾病，患者人數大約占所有生殖年齡婦女的百分之六至百分之八。因不正常排卵而不孕的婦女當中，多囊性卵巢症候群是主要的原因之一。

多囊性卵巢症候群的主要症狀，包括了無法正常週期性排卵，導致沒有月經或月經量稀少；體內過剩的雄性激素，導致青春痘、多毛症（鬍鬚、胸部長毛等），甚至禿頭；因自身體內產生對胰島素的拮抗性，導致肥胖（但不見得一定會出現肥胖），甚至糖尿病等。

常與重大疾病或婦癌有關

許多醫學證據顯示，如果沒有好好治療和控制多囊性卵巢症候群，它會與許多重大疾病的發生有關，包括心臟血管疾病、糖尿病、高血壓等。

值得特別注意的是，多囊性卵巢症候群也經常與一些婦科癌症有關，例如子宮內膜癌和乳癌等。由於無法正常週期性排卵，體內長期缺乏黃體素去拮抗過剩的雌激素，使得子宮內膜組織長期受到雌激素過度刺激，導致罹患子宮內膜癌的機率上升了三至四倍，甚至年紀輕輕就可能罹患這個原本應該是停經婦女才比較容易罹患的癌症。最近，門診就出現了一個年僅十八歲，就已經證實確定罹患子宮內膜癌的胖妹妹（她應該是全球第二年輕的內膜癌患者）。

我曾經做過一項統計，過去三年內的七十六位子宮內膜癌患者當中，有三十六位

（約百分之四十七）年輕時曾罹患多囊性卵巢症候群。同時，這些女性患者在更年期後，罹患乳癌的機率也將上升三到四倍。

多囊性卵巢症候群由於複雜程度與臨床面貌的多樣性，治療起來頗爲棘手。可以用超音波檢查、抽血等各項檢查，來確認是否罹患多囊性卵巢症候群（在超音波下，患者的兩個卵巢會呈現許多小小的囊腫、濾泡）。有時，還必須加做葡萄糖耐受測驗，來排除同時患有第二型糖尿病的可能性。

治療多囊性卵巢症候群，以解決患者目前最大困擾與防治未來重大疾病爲主，包括了恢復週期性的月經，以避免子宮內膜受到過度刺激，導致子宮內膜增生或子宮內膜癌病變，以及利用藥物來降低體內過剩的雄性激素，以消除青春痘、多毛症、禿頭等對女性外貌的打擊。

另外，患者必須嚴格控制體重，以減少體內脂肪組織，進而恢復週期的排卵功能；用藥物來誘發卵巢正常排卵，以解決不孕症的困擾；定期做乳房檢查，以降低乳癌的風險，尤其是接近或已進入更年期的婦女，更應注意乳癌的高風險機率。而少部分對藥物治療反應不佳的患著，可以考慮採用腹腔鏡手術，直接對兩個卵巢上的許多小濾泡進行穿刺治療。

信珍經過半年多的治療，不但恢復了正常的月經，臉上的青春痘、鬍鬚等也逐漸消失，體重更減少了八公斤。她第一次就診時臉上布滿的焦慮情緒，如今已不復見，取而代之的是自信、活潑又開朗的笑容。

多囊性卵巢症候群是一種慢性且複雜的疾病，牽涉到全身新陳代謝系統的功能，更與不孕症、肥胖、青春痘、多毛症、禿頭、糖尿病、心血管疾病、癌症等有關，絕對不可等閒視之。

在治療過程中，無論是醫師或患者，都必須具備足夠的耐心與毅力，和疾病做長期的奮戰，才可能治療成功。

醫師叮嚀

雖然多囊性卵巢症候群是年輕女性最常見的婦科內分泌疾病，但是很多人並不知道有這種疾病。許多女性對於滿臉青春痘、太胖、身上毛髮過多、頭髮過於稀疏等問題非常在意，而到處求醫，卻忽略了月經不正常的問題，以為長大後就會自然改善。有不少患者就是直到因青春痘等問題就醫，才發現自己患有多囊性卵巢症候群。

多囊性卵巢症候群的病因可能很複雜，但只要耐心治療，結果也可以是很甜美的，恢復女人味不一定是個夢。

11 未生產先溢乳

泌乳激素過高症的診斷與治療

常見問題

● 我並未生產過，但最近乳房卻很奇怪，有時似乎會分泌出乳汁。乳汁不是餵奶時才會出現嗎？這會不會是乳癌？

● 我最近月經越來越少，乳房卻偶爾會分泌出乳汁，但驗孕的結果又沒有懷孕。爲何會如此？

月茜三十四歲了，結婚三年多來，一直想生個小寶寶。可是，從未刻意避孕的她，卻總是沒有好消息。最近幾個月，她發現每次來的月經量變得越來越少，這兩個月甚至月經沒來。心中有些興奮又有些期待的她，偷偷到便利商店買了驗孕劑。沒想到，驗孕劑的測試結果呈陰性，表示她並未懷孕。

這項結果令月茜很失望。月茜想著，雖然她的月經一直都很不規則，從來不知道下個月什麼時候會來，但這次一停兩、三個月，算是很久了。她聽說過只要有月經就會生小孩，月經不規則也不是什麼大問題，但她很想知道這種說法是不是眞，而她的月經會不會從此就不來了。她十分擔心從此月經不來、無法生育，於是在先生陪同下前來看診。

在聽完月茜詳細描述病情，我們爲她安排了一連串的荷爾蒙抽血檢驗，發現她體內有一項荷爾蒙「泌乳激素」的數值異常地高，高達一三七 ng/ml（毫微克／毫升），而泌乳激素的正常値爲〇至二十四 ng/ml。接著進行身體檢查時，我們又發現，她的兩側乳頭都有異常的分泌物溢出來。

我心中有了懷疑，於是再幫她安排腦部的磁振造影檢查（ＭＲＩ），果然發現她的腦下垂體處居然有一個小於一公分的微小腺瘤。

這些檢驗結果證實了月茜罹患「高泌乳素血症」，也就是所謂的「泌乳激素過高症」。不過，由於有些患者從未生產過，卻會合併有乳頭溢乳現象，因此這個疾病又俗稱爲「溢乳症」。

月茜對這個疾病充滿疑惑，其實絕大多數女性可能都對「泌乳激素」這個名詞感到陌生。然而，泌乳激素對女性來說是十分重要的。泌乳激素是由腦下垂體所分泌的一種荷爾蒙，主要功能是刺激乳房產生乳汁以哺育下一代。一般正常女性在生產後的哺乳期間，泌乳激素會正常上升，目的是用來刺激乳頭分泌乳汁，以達到爲小寶寶哺乳的目的。而哺乳期的婦女就是因爲泌乳激素上升，所以不會正常排卵，於是不會有月經，當然也就更不會懷孕。

因此，許多月經異常的問題都與泌乳激素過高息息相關，例如多囊性卵巢症候群患者當中，約有百分之二十的人會合併有泌乳激素過高的問題。

在臨床上，泌乳激素過高症最常出現的症狀，包括了月經稀少（甚至沒有月經）、不孕、有時合併溢乳現象等。

不過，月茜如果既沒有懷孕，更從未生產過，爲什麼血液中的泌乳激素會上升呢？

一般而言，有一些藥物，如避孕藥、抗高血壓藥物、精神科常用鎮定劑等，都會導致泌乳激素上升。同時，有些全身性的疾病，如甲狀腺機能低下等，也會促使泌乳激素上升。但必須注意的是，如果腦下垂體本身長了會分泌泌乳激素的腺瘤，就會導致血液中的泌乳激素濃度大量增加。所以，當患者有泌乳激素過高的症狀時，必須一一排除這些可能性。

不明原因的泌乳激素過高症

不過，有些患者既未服用任何藥物，也沒有特殊疾病，腦下垂體也沒有長瘤，但血液中的泌乳激素濃度卻仍異常上升，在做過各種檢查一一排除後，我們將它稱爲「不明原因的泌乳激素過高症」。

不巧的是，多數患者都被歸類爲這種不明原因的泌乳激素過高。不過，在臨床上，這類患者的泌乳激素多半不會超過一〇〇 ng/ml，對藥物治療的反應也還不錯。所以，當患者的泌乳激素值低於過一〇〇 ng/ml時，有時甚至不需要做磁振造影檢查，直接做藥物治療就會有相當不錯的療效。

由於血液中的泌乳激素上升，會抑制下視丘分泌性腺激素，導致性腺功能低下，因此泌乳激素過高不僅會有月經稀少，甚至沒有月經等症狀，還會造成骨質流失。如果長期放任不管，骨密度會流失至少百分之二十，所以絕對不能輕忽。而進行治療時，也必須針對此一部分做通盤的考量，才是完整的治療。

因此，可以用以下三種方式來治療乳激素過高症：

一、追蹤、觀察：如果患者月經輕微異常，沒有乳頭溢乳現象，血液中的性腺激素不太低，泌乳激素不太高（低於五〇 ng/ml），沒有不孕的困擾，腦下垂體也沒有腺瘤等問題，那麼可以選擇繼續追蹤觀察看看。不少患者會自然痊癒。

二、藥物治療：使用藥物來降低血液中的泌乳激素，可以達到不錯的治療效果。不過，藥物治療的副作用不少，包括了噁心、嘔吐、頭暈、不安、幻覺等。因此，剛開始治療時，必須採用小劑量的治療方式，再逐漸增加藥量，一直到血液中的泌乳激素恢復到正常值爲止。必要時，也可以經由陰道塞入藥物，以減少腸胃道不適的副作用。

三、手術切除腦下垂體腺瘤：其實眞正需要手術的患者並不多，因爲手術治療的成功率只有百分之五十至百分之八十，且手術後復發的機率高達百分之五十。只有當腦下垂體確實有腺瘤存在，且其他治療方法都無效時，才考慮手術切除的治療方式。

月茜在和她的家人詳細討論之後，開始服用我們開給她的藥物。她是個很合作的病人，按時服藥，定期追蹤，有問題就提出來討論，她的先生更對她關懷備至。三個月之後，她不但月經恢復正常，且月經週期變得比過去來得規律，乳頭的分泌物也逐漸消失。

治療後半年，月茜的泌乳激素濃度恢復爲正常值範圍內，我們討論後決定停藥。

不久後，月茜又在先生的陪同下來到我的門診。她這次的表情和之前第一次來時完全不同，欣喜之情溢於言表。因爲近日她到便利商店買的驗孕試劑所呈現的測試結果，是期待已久的陽性，也就是說她眞的懷孕了。他們這次到醫院是來準備產檢的。

醫師叮嚀

泌乳激素是人體內一種很重要的荷爾蒙，如果沒有它，生產後乳房就無法分泌乳汁，剛出生的小寶寶就喝不到母乳了。然而，如果泌乳激素異常，未生產就亂分泌，則可能會不孕，連小寶寶都生不出來。

妳如果尚未懷孕生子，可別把乳汁的不正常分泌也當成是女人的天職哦！

12 變色的青春之泉

更年期與女性荷爾蒙的使用

常見問題

● 我已到了更年期，聽說爲了防止骨質疏鬆症，更年期的女性要服用荷爾蒙，但我又聽說荷爾蒙會讓人罹患乳癌，到底該怎麼辦？

● 前幾年有一個研究指出，使用荷爾蒙會使罹患癌症的機率升高，是眞的嗎？

二〇〇二年十一月，美國國家健康中心發表一項大型研究報告，指出長期以女性荷爾蒙來改善更年期症狀，容易使罹患乳癌的機率增加，對於心血管系統不但沒有過去所認爲的益處，反而有害。

這項研究結果一公布，在全世界的婦科醫學界引起狂風巨浪，所有生產女性荷爾蒙相關藥物的藥廠股價應聲倒地，不少小型醫療公司泡沫化，婦產科門診也從門庭若市一下子變成門可羅雀，許多女性談荷爾蒙色變。

從門庭若市到門可羅雀

其實，一九七〇年代就曾有過一次女性荷爾蒙使用上的大震盪。在此之前，女性荷爾蒙曾被當成渴望已久的「青春之泉」，全世界的女性非常熱中使用女性荷爾蒙來「永保青春」。

但是，一九七〇年末，有幾項重大的研究發現，長期使用女性荷爾蒙容易增加子宮內膜癌和乳癌的罹患率。子宮內膜癌是西方女性相當好發的一種癌症，爲十大婦女癌症之一，而單獨使用女性荷爾蒙之後，這種癌症的罹患率變得更高。

之後，女性荷爾蒙幾乎被打入十八層地獄，婦女談之色變，它不再是「青春之泉」，反而變成生命的毒藥。

隨著時間的流逝，人們的記憶逐漸淡化，多家大型藥廠不斷研發、生產低劑量的荷爾蒙新藥，並且與各大醫院的知名醫師合作進行多項臨床試驗。他們號稱，新一代低劑量的女性荷爾蒙同時加入了黃體素的使用，不但安全性高，不會增加子宮內膜癌的罹患率，而且還可以保有使用女性荷爾蒙的優點，卻免除了它單獨使用所帶來的副作用。

在各大藥廠的強力推廣下，使用女性荷爾蒙的更年期婦女又逐漸多了起來。在二〇〇二年美國國家健康中心贊助的新研究發表之前，有大約十幾年的時間，每一家大型醫院裡，可能同時有二、三十種不同品牌的女性荷爾蒙藥物正在使用，而且五十歲以上的婦女人口占了婦女總人口的三分之一以上，因此女性荷爾蒙的市場可說是潛力無限。

在荷爾蒙市場一片大好時，大家都認爲，女性荷爾蒙製劑可以預防骨質疏症，而骨質疏鬆症對西方婦女造成的死亡率，比子宮內膜癌加上乳癌的死亡率還要高。同時，大多數人還認爲，女性荷爾蒙製劑對心血管系統有所助益，不僅可以降低低密度脂蛋白（LDL，即所謂壞的膽固醇），而且還可以提高高密度脂蛋白（HDL，即所謂好的膽固醇），如此一來就可以減少心血管疾病的發生。更神奇的是，大家還認爲，女性荷爾蒙製劑可以將直腸癌的發生率減半，而直腸癌也是西方人的重大死因之一。

另外，女性荷爾蒙製劑的其他效益，還包括了可以繼續維持第二性徵，例如保持皮膚彈性、減少年紀變大後陰道乾澀的症狀等，以及可以減少更年期症狀，例如熱潮紅、失眠、自律神經失調等問題。

其實，當時大家都知道，女性荷爾蒙帶有增加乳癌罹患率的疑慮，但是卻號稱其製劑是使用最低的有效劑量，因此增加乳癌風險的比率將會大幅降低。甚至，婦科教科書上也寫明，即便使用低劑量的女性荷爾蒙會引發乳癌，但是這種依賴女性荷爾蒙的乳癌，不但治癒率相當高，治療預後也會很好，所以並不會增加乳癌死亡率。

在這段荷爾蒙的黃金時期，似乎找不到女性荷爾蒙製劑的缺點。

醫院的婦產科門診中，幾乎有三分之一至二分之一的患者，都是爲了拿女性荷爾蒙藥物而來。由於患者幾乎只是拿藥，沒有太複雜的病情需要診斷，因此有些專門開荷爾蒙製劑的醫師甚至在兩小時內，便可以看完兩百多名患者，說是門庭若市一點也不誇張。

然而，美國國家健康中心二〇〇二年十一月的報告，爲女性荷爾蒙製劑的使用投下一枚巨彈，不但婦女大恐慌、小藥廠倒閉、大藥廠股價紛紛慘綠，專做更年期荷爾蒙補充治療的婦產科醫師更是滿臉青綠。

這枚震撼彈瞬間改變了先前的婦產科門診型態。婦產科門診患者幾乎只剩下不到一半，候診室頓時冷清許多，藥廠、醫師幾乎全都慌了。其實，女性荷爾蒙製劑並非完全沒有優點，不少研究也都顯示情況並非如此完全負面，但當時的民眾全被嚇壞了，幾乎一面倒地認爲，青春永駐藥幾乎被打成了毒藥。有的醫師苦口婆心地建議患者可以在某些情況下使用女性荷爾蒙，但是患者幾乎完全聽不進去。它即使用來暫時調整月經也都碰壁。

其實，過與不及都不好，女性荷爾蒙的使用也是如此。事實上，美國國家健康中心的大型研究已證實，女性荷爾蒙的使用對骨質疏鬆的改善或預防是有助益的，而且女性荷爾蒙雖然確實會使乳癌罹患率增加，但並非想像中那麼可怕。然而，大家都只注意到女性荷爾蒙負面的部分，卻忽略了這份研究報告真正的意義。我們從這份研究報告中學習到的，應該是如何更正確地應用荷爾蒙製劑。

如何正確使用女性荷爾蒙

對於更年期女性（平均年齡大約在四十九至五十歲之間）而言，子女多半已經長大，出外求學或工作，甚至結婚，母親角色的功能逐漸淡化，而先生在這個階段往往正好事業忙碌，自然容易忽略自己的太太，再加上女性更年期的症狀，如焦慮、失眠、盜汗等，讓她們不但喪失了安全感，也覺得自己不再被任何人需要，身心的煎熬可想而知。

另外，大多數年長婦女還有一項隱憂，那就是骨質疏鬆。如果五十歲已有骨質疏鬆症且經檢查確定，那麼未來發生骨折，甚至威脅生命的機率也會增加。由於無法只靠補充鈣片來達到良好的預防效果（過量補充鈣片容易使其堆積在泌尿系統導致結石），因此合併使用女性荷爾蒙來改善情況，應該是利多於弊。

那麼，到底應該如何看待女性荷爾蒙的使用？

我的建議是，已進入更年期的婦女如果有骨質疏鬆的困擾，或做骨質密度檢查也確定有骨質疏鬆症的問題，而單獨服用鈣片可能也無法達到預防骨質疏鬆惡化的目的，或者更年期症狀非常嚴重，已經影響到生活品質，對情緒所造成的傷害也無法受到控制，那麼不妨謹慎地使用女性荷爾蒙來改善這樣的不適。

事實上，只有長期使用女性荷爾蒙，才可能造成乳癌、心血管疾病的罹患率增加等。一般而言，女性更年期的症狀持續大約兩年，如果真的有骨質疏鬆或更年期症狀嚴重等問題，使用女性荷爾蒙來改善生活品質，協助度過生命中短暫的灰暗期，當症狀逐漸消失時就可以停用。由於使用時間不長，不致產生什麼不良的副作用。

要注意的是，在使用女性荷爾蒙的前後，必須定期進行乳房檢查和心血管疾病監測。即使萬一不幸罹患乳癌等疾病，也可以早期發現、早期治療。這對自己的健康是一種保障。

此外，由於更年期缺乏女性荷爾蒙的作用，導致泌尿系統上皮萎縮、陰道乾澀，因此有些女性雖然並未受到泌尿系統的細菌感染，卻容易頻尿。這類患者也可以考慮使用女性荷爾蒙來改善症狀，若不想用口服的，可以選擇塗抹在會陰和陰道上的荷爾蒙軟膏，對全身所造成的副作用也會相對減少。

要特別注意的是，如果更年期婦女是乳癌高危險群的家族成員、有心血管疾病史、原本即患有跟荷爾蒙相關的腫瘤（如子宮肌瘤或子宮肌腺瘤等），或者曾罹患乳癌或子宮內膜癌，則最好不要使用女性荷爾蒙。以子宮肌瘤或腺瘤來說，它們通常在更年期停經後會逐漸縮小，因此沒有必要使用女性荷爾蒙再刺激它，讓腫瘤延緩萎縮。

站在醫師的立場，我所建議的女性荷爾蒙使用方針，多做爲治療而非預防之用。根據以上這些原則，使用最低而有效的劑量、減少使用年限（最好在五年之內）等，取其優點而去其缺點，才是使用女性荷爾蒙的明智之舉。

如果不想使用女性荷爾蒙，那麼可以用正常均衡的飲食、持續的適度運動，以及良好的心靈寄託（例如參加活動、志工，或養成閱讀習慣等）等來代替，即便無法完全改善更年期症候群，也能夠減輕更年期症狀所帶來的不適。

至於所謂的「植物性荷爾蒙」，是食品而非藥品，所以對一般更年期患者而言，難收立竿見影之效。雖然短時間內仍然看不出它們的缺點，但是其優點也必須經過更長時間的觀察。最近，有患者在服用一段時間後，出現異常的陰道出血狀況，雖然檢查後發現這不是子宮內膜病變，但是仍然必須長期追蹤。

醫師叮嚀

女性荷爾蒙對改善更年期症狀頗具療效。然而，美國國家健康中心的報告公布之後，許多人就不敢再使用女性荷爾蒙。事實上，如果使用最低而有效的劑量，同時減少使用年限等，可以使罹患乳癌的疑慮降到最低。

更年期的婦女如果患有骨質疏鬆症，或者更年期症狀嚴重到影響生活品質，可以在醫師的指導下使用女性荷爾蒙，但必須同時嚴密監控乳房和心血管疾病，來保障身體的健康。

第三篇

良性子宮腫瘤

13 到處可見的婦科疾病

子宮肌瘤的診斷與治療

常見問題

● 兩次健康檢查時，醫師都說我有子宮肌瘤，但我並沒有什麼不舒服的症狀，請問需要開刀拿掉子宮肌瘤嗎？

● 我的子宮裡有一個很大的肌瘤，所以小腹看來有點大。如果治療，需要連子宮一起拿掉嗎？

當醫師宣布麗蘭患有子宮肌瘤時，麗蘭的心跳了一下，但旋即平靜下來。她知道周遭患有子宮肌瘤的朋友很多，沒什麼好擔心的，也不會有生命危險。

「原來是子宮肌瘤作祟！」麗蘭心想，難怪她每次月經來時的經血量都這麼多，和同住的姊姊比起來，她每次月經來時衛生綿的使用量至少是姊姊的兩倍以上。醫師說她的子宮肌瘤很大，反正她已經不想再生育，可以考慮拿掉子宮。

可是，雖然麗蘭已生了兩個可愛的孩子，但她一點都不想拿掉子宮。其實，除了經血量大了一些，以及在月經期間會覺得頭昏、疲倦之外，她並沒有覺得有什麼其他的不舒服。這次發現子宮肌瘤完全是個偶然。

子宮肌瘤是婦女最常見的骨盆腔腫瘤之一。罹患子宮肌瘤的婦女很多，三十歲以上的女性當中，大約有三分之一至二分之一的人子宮上會有大小不等的肌瘤，但真正需要治療的人僅只有其中的三分之一。

子宮肌瘤最主要的症狀是經血很多，以及肌瘤太大造成壓迫所產生的不舒服，例如肌瘤壓迫到膀胱可能會頻尿、壓迫到腸子可能會腹脹便祕等，甚至有時會造成像懷孕二十幾週那樣大的下腹腫塊。

就單純子宮肌瘤的患者而言，經痛的症狀其實並不明顯。但是，有百分之二十至三十的患者會合併產生子宮肌腺瘤（症），所以他們會合併有經痛的症狀。臨床上，如果患者有很明顯的經痛或慢性骨盆腔疼痛，就要懷疑是否合併有子宮肌腺瘤（症），或者根本就是子宮肌腺瘤（症）而不是子宮肌瘤。有不少人、甚至醫師，會將兩種疾病混

子宮肌瘤圖

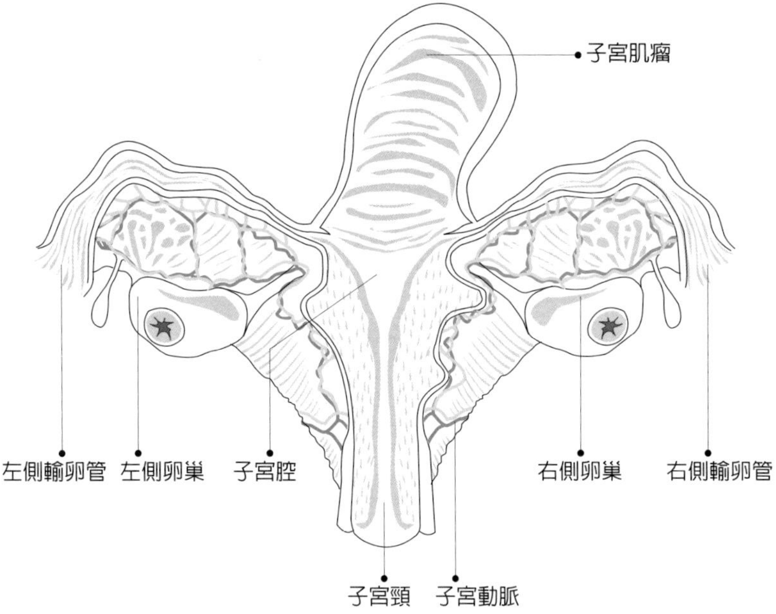

解 說：

子宮肌瘤可能長在子宮的任何位置，長在子宮腔內的肌瘤最容易造成經血過多。

淆。

子宮肌瘤很大或很多顆，就一定要開刀、甚至切除子宮嗎？其實不盡然。子宮肌瘤的大小並不重要，肌瘤生長的位置才是引起不適症狀（如經血量多、頻尿、腹脹等）的關鍵，也是要不要動手術治療的依據。

子宮肌瘤可能生長的位置，包括子宮漿膜下（長在子宮外表）、子宮黏膜下（長在子宮腔內部），或埋在子宮肌肉層中。漿膜下的肌瘤長在子宮前壁或後壁，最容易壓迫到膀胱或直腸。肌肉層中的肌瘤如果很大，也會慢慢長大凸出到子宮腔內或子宮外。這兩種肌瘤如果不大，通常不會有症狀出現。至於黏膜下的肌瘤，最容易造成經血過多。有些患者的黏膜下肌瘤雖然才兩、三公分大，但她們月經一來就是一、二十天，且出血不止。曾有一位患者第一次到門診來時，血色素掉到一．九（大概是有史以來血色素最低的活人），就是黏膜下的肌瘤所造成的。

在治療上，婦科內診對子宮肌瘤的診斷很重要。有些患者的子宮肌瘤甚至會掉到陰道處，醫師內診時就能夠輕易發現，所以千萬不要輕忽這小小的內診動作。當然，還可以借助超音波檢查。（病患通常只相信機器，不相信醫師的內診，是一個大錯誤。）

如果子宮肌瘤已經造成患者的不適，或直接影響到生活品質，就應該考慮加以治療。傳統治療子宮肌瘤的方法，包括子宮切除手術和肌瘤切除手術。前者適用於已完成生育計畫或不再生育的婦女，後者則適用於仍想保留生育功能的女性。

不想切除子宮的選擇

不過，近年來有越來越多的婦女，即使已經完成生育計畫，也不希望切除子宮，因此保留子宮而只除去肌瘤的外科治療方法，便不斷地日新月異。

即使是最傳統的「子宮肌瘤切除術」，根據肌瘤的大小和生長位置，也有很多不同的手術方式。

一、經陰道做子宮肌瘤切除手術：這種手術適合肌瘤生長位置在子宮較低部的患者，當然曾經自然產的女性最爲適用，因爲她們的陰道會比較鬆弛些，手術的空間比較大。但是，處女膜完整、沒有過性行爲的患者並不適用。

二、直接開腹來切除肌瘤：這是最方便且一目了然的操作手術方式，但是傷口較大。

三、用子宮鏡手術來切除肌瘤：這是經由陰道進入子宮腔內操作手術，所以只適合黏膜下的子宮肌瘤。當然也不適合沒有過性行爲的女性。

四、用腹腔鏡手術來摘除肌瘤：這種手術適合肌瘤數量少或單顆的患者。如果肌瘤很大且數量多，那麼不但手術時間長、出血多，且術後復發率也最大（因為受限的腹腔鏡操作往往無法把肌瘤摘除乾淨）。

然而，這些手術都有以下幾個盲點：

一、手術中可能大量出血。

二、五分之一的患者在手術後仍然有經血過多的症狀。

三、復發率高，有一半的患者在術後五年內會因肌瘤復發而再出現症狀，於是必須再度動手術。第二次手術中，有四分之一的患者最後仍然難逃子宮切除的命運。

我認為，最先進又合理的肌瘤切除手術方法，是在腹腔鏡輔助下的迷你剖腹手術。操作這種手術方法時，先以腹腔鏡定位，並阻斷子宮動脈，然後在腹部開一個三至五公分、可讓手伸入操作的小傷口。使用這種手術方法，不但可以取出很大的肌瘤（先切碎再拿出來），而且手可以直接進入去觸摸子宮（肌瘤較硬），所以能夠同時把大大小小的肌瘤全部取出，進而降低了肌瘤的復發率。這種手術方法是直接用手縫合子宮傷口，因此可以做得更密實、更快速，最適合希望未來能懷孕的婦女（因爲子宮縫合得緊不容易破裂）。在腹腔鏡操作下，先綁住血管可以減少手術中的出血，還可以觀察是否患有子宮內膜異位症或肌腺瘤（症），如果有則可以一併處理。

最新的手術治療方法

最新一代的子宮肌瘤治療技術，是一九九五年法國人**Ravina**所創造的「子宮動脈栓塞術」，以及一九九九年我獨自研發出的「腹腔鏡子宮血管阻斷術」。這兩項技術都具有侵犯性小、術後恢復快的特色，是目前全球最熱門的治療方法。正由於「腹腔鏡子宮血管阻斷術」有這樣的特色，我才能夠獲得二〇〇〇年世界婦科內視鏡大會論文獎第一名的榮耀。

子宮肌瘤必須仰賴子宮動脈供應血液，然而這兩種方法都將子宮動脈阻斷，所以大大小小、不同位置的肌瘤，甚至是隱藏在子宮壁內看不見的「種子肌瘤」，都因子宮動脈被阻斷而逐漸萎縮，最終全部死亡，且不易復發。而子宮本身則因爲側枝循環非常好，所以可以在八小時至七天之內完全恢復正常血流供應與正常功能，但是不會有經血過多的症狀。就如同產後大出血的患者被綁住子宮動脈，完全不會影響其子宮未來的功能和生育能力，但是出血卻得以瞬間被止住了。

近年來，這兩種手術方法在國外盛行，備受重視。不過，使用這兩種治療方法，有時肌瘤縮小、消失的速度會比較緩慢，而且手術時並未取出肌瘤做化驗，所以多少仍有惡性肌瘤的疑慮（介於千分之三至千分之七之間）。

後來，我進一步把這種創新卓越的治療觀念，運用到傳統肌瘤切除手術中，就是先做「腹腔鏡子宮血管阻斷術」，再把肌瘤一一取出，一氣呵成，稱爲「合併子宮血管阻斷術和肌瘤切除術」。

如此一來，由於子宮血液供應短暫減少（最少八小時），自然降低了肌瘤切除手術過程中的大量出血，克服了肌瘤切除手術的第一個盲點。而早先的「腹腔鏡子宮血管阻斷術」，已證明了可以完全改善經血過多的症狀，同時減低日後肌瘤的復發率，又克服了肌瘤切除手術的第二、三個盲點。另外，取出的肌瘤可以進行化驗，也消除了惡性肌瘤的疑慮。這項重大改良手術的創意，讓我於二○○一年再度榮獲世界婦科內視鏡大會論文獎第一名。

從一九九九年十月至二○○五年十一月，我已爲超過三千名子宮肌瘤患者，進行「合併子宮血管阻斷術和肌瘤切除術」，採用腹腔鏡或迷你剖腹的方式來操作，視肌瘤的大小、位置等而定。病人平均住院天數三．一天。

這三千多位子宮肌瘤患者當中，至今僅有極少數五、六位患者的肌瘤再度復發。大約有四百至五百名患者希望能夠懷孕，其中已有近兩百人成功懷孕，目前已有約一百五十人成功生下正常小寶寶，還有許多不想再生育的患者不小心懷孕，而選擇了人工流產手術。

我已多次受邀在國際醫學大會上，發表這項合併手術的研究報告和長期追蹤成果，並數度得獎。已有二十多篇相關論文，陸續刊登在世界著名的醫學期刊中。由此可見，這項創意手術方法深受國際婦科學界的重視。

醫師叮嚀

子宮肌瘤最常見的症狀是經血量多，以及壓迫造成的頻尿等問題。雖然有不少醫師認為如果不再生育，可以乾脆拿掉子宮，但其實只要沒有不適症狀，子宮肌瘤不一定要處理。不過，有越來越多的女性希望保留子宮，所以現今不必切除子宮，也可以達到近乎完美的治療成果。

目前治療子宮肌瘤的最新技術是「合併子宮血管阻斷術和肌瘤切除術」，既避免了手術中大量失血，又改善了術後經血量過多的問題，且復發率很低，是一種卓越的治療觀念。

14 子宮肌瘤又復發了
治療復發性子宮肌瘤的最佳方法

常見問題

● 十年前，我曾開刀拿掉子宮肌瘤，去年結婚後一直沒有避孕，卻始終未能懷孕。請問這與十年前的手術有關嗎？

● 老婆在每次月經期間，經血量都多到很可怕的程度，晚上睡覺時床單都可能被染紅，這是怎麼回事？

子宮肌瘤是一種復發率非常高的疾病，所以過去很多婦科醫師都會習慣說，如果已經不想再生育了，就乾脆拿掉子宮。

在我當住院醫師的那個年代，對於四十五歲以上的患者，只要她的子宮或卵巢上「長東西」，不管那到底是什麼，醫師就把她的子宮和卵巢全部切除了。當時的前輩醫師說，之所以這樣做，是因爲反正子宮也不用了，且避免以後復發或產生其他疾病，例如子宮頸癌。

不過，最近一、二十年來，女性健康意識抬頭，加上醫療技術的進步，醫界也發現，大範圍切除患部的治療效果不一定好，且破壞性太大。例如，乳癌的治療由過去大範圍切除乳房逐漸改爲局部切除；會陰癌的治療也由整個會陰根除術縮小爲會陰單純切除和淋巴摘除，再輔以其他的療法。況且，這麼多年來，即便這麼多女性患者的子宮被切除，子宮頸癌的罹患率似乎也未曾減少過。總而言之，外科手術方式漸趨保守已成爲全球性的醫療趨勢。

根據目前的婦科教科書，如果尚未生育的女性患有子宮肌瘤，治療方式是實行子宮肌瘤切除術，只切除子宮肌瘤。然而，使用這樣的治療方式，未來只有百分之五十的患者可以生育，且大多在手術後第一年生育，時間拖得越久，越不容易自然懷孕。

資料顯示，有三分之一至二分之一的子宮肌瘤患者，在術後五年內，會因肌瘤復發、症狀再度出現，而必須再一次接受治療。事實上，由於有些患者復發的症狀並不明顯，短時間尚不需再度治療，因此實際上的復發率可能更高。當肌瘤再度復發且又出現症狀時，許多醫師都會建議患者接受子宮切除術，而患者因深受肌瘤所苦，便抱著一了百了的心態，乾脆橫了心去摘除子宮。

就比率而言，有色人種的子宮肌瘤復發率較高。有一項針對五十八名子宮肌瘤復發的黑人患者所做的研究顯示，患者平均三十一歲，都還想生育，但患者再度切除肌瘤之後，懷孕的成功率只有百分之十五，手術時出血高達四百至三千CC不等。而再度切除肌瘤的患者之所以會有這種結果，是因為第一次手術後，有許多患者發生沾黏的問題，而第二次手術後，更有患者因此造成腸阻塞或術後發燒，其中有七、八人在手術中需要輸血，且在第二次手術後更容易沾黏，併發症比第一次手術還多。

如何降低復發率

在過去五、六年間，我改用不同的治療方式進行了一項臨床研究，以「合併子宮血管阻斷術和肌瘤切除術」，來治療一百三十多名子宮肌瘤復發的患者（排除了子宮肌腺瘤的患者，因為過去以為相似的子宮肌瘤和子宮肌腺瘤，其實治療方法大為不同）。結果發現，手術平均出血僅一百三十CC，大幅度減少了以往手術中的出血量。

這些患者過去都曾在其他醫院動過至少一次子宮肌瘤手術。在進一步排除了子宮肌瘤合併有子宮肌腺瘤、子宮內膜異位等其他疾病的患者之後，共有六十七名單純復發的子宮肌瘤患者。在完成近四年的追蹤之後，三十八名因未避孕或想再生育的患者當中，有九名自然懷孕。

出血量的多寡在手術中往往是很重要的考量，甚至會影響生命。有一名子宮肌瘤患者在南部某醫院手術，因急劇大量出血，卻可能輸血不及，最後引發腎衰竭導致洗腎。

這六十七位接受治療的患者當中，有三人在做超音波追蹤時，被發現子宮上有小於兩公分的小結節，其中一人有兩、三顆，最大的一顆是一・七公分。不過，這些小結節應該不是肌瘤復發所造成的。由於患者總共開過兩次刀，有兩次子宮縫合的傷口，絕對會造成子宮外觀上的不規則形狀，甚至有突起的陰影，因此在超音波下，形式小的纖維化或小結節可能會被誤判爲小肌瘤。這三人目前都不需要治療，因爲小結節只是追蹤檢查時發現的，且患者並沒有任何症狀。

三十四歲的悅悅婚前曾在一家醫學中心動過手術，拿掉五、六顆子宮肌瘤。不過手術後，她每次月經來時的經血量仍然非常多，似乎完全沒改善術前經血過多的症狀。悅悅結婚後，還曾因經血量過多，看過好多醫師，每一位醫師都建議她拿掉子宮。可是，她的先生是家中獨子，她好想趕快爲他生個孩子，卻一直沒有懷孕的消息。

悅悅是在第一次手術後半年來到我的門診，她的先生告訴我，她每次月經一來，床上就有如兇殺案的現場，血跡斑斑，非常嚇人。她曾經多次因月經來時失血過多，分別跑到不同的醫院輸血四、五次，以避免休克。

在做完所有的檢查和評估之後，我認爲子宮裡仍有許多小肌瘤，可能是第一次手術沒拿乾淨，但不排除是短時間內復發。我利用腹腔鏡進行「合併子宮血管阻斷術和肌瘤切除術」來幫悅悅治療，從三至六公分的小傷口中，把子宮內的肌瘤一顆顆拿出來。後來數一數，拿出來的大小肌瘤竟然將近百粒之多，幾乎塞滿了整個子宮。好在手術時先做了「子宮血管阻斷術」，所以出血量降到最低。

我猜想，悅悅當年的手術醫師可能只幫她拿掉了子宮腔上比較大的肌瘤，懶得管其他小的或忙中有誤而未取出，或者這些大小肌瘤是復發的。其實，許多醫師都有一種舊觀念，不太願意打開患者的子宮腔，把子宮腔內的大小肌瘤清除乾淨，因爲擔心如此一來，未來在生育時必須剖腹產。這也就是爲什麼會有近百分之二十的患者，在子宮肌瘤切除手術後，經血量多的問題始終無法改善。

所幸，悅悅經血過多的問題在第二次手術後不再出現。沒想到，原本以爲已受損的子宮竟然在手術後半年便自然懷孕，復原之快令人訝異。如今，她已生下三千兩百克重的健康女嬰。

多發性子宮肌瘤的復發率，當然比單顆子宮肌瘤來得高。通常患者越年輕、從未曾懷孕（生產過的女性的子宮肌瘤復發率比較低），或曾患有多發性子宮肌瘤，復發率也就越高。不過，復發率與肌瘤大小絕對無關，並不是越大的肌瘤越容易復發。

以「合併子宮血管阻斷術和肌瘤切除術」來治療復發的子宮肌瘤，是把子宮血管予以阻斷，然後拿掉較大的肌瘤；至於很小的種子肌瘤或不慎遺忘在子宮裡的肌瘤，則會因缺乏血管供給營養，而逐漸萎縮。所以，這些種子肌瘤或被遺忘的肌瘤，因萎縮而再度長大復發的機率大幅降低。

不過，子宮肌瘤與患者的染色體、體質等有關。就有肌瘤體質的患者而言，經過一次手術後，無法保證未來不會再生出新的種子肌瘤，再度成長爲有症狀的肌瘤。所以理論上，不論是何種手術方式，都無法百分之百保證子宮肌瘤永遠不會再復發。不過，「合併子宮血管阻斷術和肌瘤切除術」，確實是一種降低肌瘤切除後復發的最佳治療方式。

醫師叮嚀

子宮肌瘤是一種復發率非常高的腫瘤。有色人種的子宮肌瘤復發率比其他人種來得高，而多發性子宮肌瘤也比單顆子宮肌瘤在治療後來得容易復發。以「合併子宮血管阻斷術和肌瘤切除術」，治療子宮肌瘤甚或復發的子宮肌瘤，將使大小子宮肌瘤無所遁形，是目前最新最好的治療方式。

15 肌瘤與胎兒一起長大

懷孕期合併子宮肌瘤該怎麼辦？

常見問題

● 我懷孕產檢時，居然發現子宮裡有個子宮肌瘤。我以前從來不知道，也沒有什麼不舒服。該先處理子宮肌瘤，還是先生下小孩？

● 我有子宮肌瘤，醫師說只要追蹤檢查即可。我目前懷孕三十多週，已訂好剖腹產的日子，請問剖腹產時可以順便拿掉肌瘤，一舉兩得嗎？

洋雲來找我的時候，已經懷孕十七、八週了。

但是，她的子宮裡除了胎兒之外，還有四顆大小不一的子宮肌瘤，最大的有十四公分大，即使最小的也有十一公分。由於肌瘤都不小，又有好幾顆，因此原來幫她做產檢的醫師建議她把孩子拿掉，先處理子宮肌瘤的問題，反正她還年輕，只要子宮肌瘤的情況不是太嚴重，以後再懷孕生產應該還來得及。

可是，洋雲好捨不得腹中的孩子，這是她和老公愛的結晶，她怎麼捨得說放棄就放棄。她來找我的時候，帶著企盼的眼神。我知道她需要的是一個肯定的答覆，尊重她肚子裡的小生命。

一般女性很少會去做婚前健康檢查，年輕人也不太會去做體檢，但絕大多數的女性在懷孕後都會去做產檢。這就爲什麼很多婦科疾病，例如子宮肌瘤、卵巢腫瘤等，往往都是在產檢時才被發現的。

在我以往的觀念裡，懷孕時發現患有子宮肌瘤的女性，除非在懷孕過程中發生產科併發症，如早產、流產，或肌瘤因缺血而變性，以至於疼痛得無法忍受，即便服用止痛藥仍無法止痛，才需要特別去做處理。而處理方式則是拿掉流產的胎兒，同時再切除肌瘤。如果孕婦沒有這些產科併發症，都可以再觀察追蹤，不一定非要犧牲胎兒。

經過檢查診斷之後，我認爲洋雲雖然有四顆不小的子宮肌瘤，但是並沒有任何產科併發症，使她非得拿掉孩子不可。我建議她暫時可以保有胎兒，但是要繼續追蹤。她彷彿看到了曙光，在往後的日子裡，不但按時產檢，而且非常配合我的叮嚀。

洋雲懷孕三十八週時，已經到了可以生產的時候。但是，她做產檢時發現，有一顆十二公分的肌瘤長在子宮頸處擋住產道，使她無法自然生產。即使要爲她做一般的剖腹產也不容易，因爲剖腹產通常是在子宮下半段做橫向切開，而她的子宮肌瘤正好擋住了要切開的部分。

洋雲問：「順便切除肌瘤吧？」這可不行。縫合子宮容易，但懷孕三十八週的子宮組織可不像平常的子宮，已充血得非常厲害，一旦冒然摘除肌瘤，會非常容易出很多血，甚至難以控制。

討論後，我們決定採取「帝王切開術」，在腹部和子宮都以直向方式切開，避開肌瘤位置，順利生下她的第一個心肝寶貝。他們夫妻兩人高興不已，她的先生和家人抱著好不容易留下來的小寶貝，笑得幾乎合不攏嘴。

其實，並不是有子宮肌瘤就一定要剖腹產，除非像洋雲一樣，因爲肌瘤太大又擋住產道，只好選擇剖腹產，否則仍然可以選擇自然生產的。

順便拿掉子宮肌瘤？

還有一個問題是，在生產的同時，要不要「順便」拿掉子宮肌瘤？一般並不建議這樣做，除非子宮肌瘤正好生長在子宮很表淺的位置，然而這種生長在表淺位置的肌瘤比較少。如果肌瘤是長在肌肉層中，在剖腹產時想「順便」拿掉肌瘤，那麼由於懷孕中血液豐沛的子宮非常容易出血，因此有時出血量會非常可怕。所以，最好還是先觀察，日後追蹤，至於要不要切除子宮肌瘤，則視以後的狀況再決定。

不過，可能還有一個可行的處理方法，就是在剖腹生產之際，同時綁住供應肌瘤血液的子宮動脈。由於子宮肌瘤患者產後的子宮收縮往往不是很好，出血也多，因此爲了阻止產後大出血，進行「子宮動脈血管阻斷」是一個可接受的方案，尤其肌瘤又大又多的時候。

這樣做有兩個優點，既可以阻止產後大出血，又能夠阻斷子宮肌瘤的血液供應，不必冒大出血的危險去拿掉子宮肌瘤。子宮肌瘤會因缺乏養分供應而逐漸萎縮，但子宮不會受到任何影響，因爲子宮的側枝循環豐沛，七天之內，子宮的血液灌注又可以回到正常狀態。

到目前爲止，我已經爲二十六名懷孕合併子宮肌瘤產後異常出血的婦女，包括洋雲在內，進行過這種手術（這是一種簡單的手術步驟）。其中，只有兩名女性在生產後半年，由於子宮肌瘤仍有十幾公分大，雖然沒有任何不適症狀，但她們不想「與肌瘤共處」，因此決定開刀切除子宮肌瘤。其他女性原有的子宮肌瘤多半已逐漸萎縮（平均縮小百分之四十六），仍然在追蹤觀察中，目前不必開刀切除。相對於對照組，二十二名孕婦並沒有做「子宮動脈血管阻斷」，不但產後出血多，而且在生產後，有九名患者後來接受子宮切除術或肌瘤摘除術。這一份研究報告將在二〇〇五年十一月第三十四屆全球婦科微創手術大會中發表。

醫師叮嚀

不少女性的子宮肌瘤是在懷孕產檢時才發現的，但這也表示患者的子宮肌瘤多半未造成任何不適。只要沒有不適，也沒有發生產科併發症之虞，是可以繼續懷孕的。不過，在這種情況下，注意追蹤就變得更加重要，而且要與醫師討論生產的方式。

胎兒與肌瘤一起在子宮內生長是很擁擠的，所以準媽媽更要好好照顧自己，注意各種徵兆哦！一旦因產科原因而決定接受剖腹產時，就要與主治醫師事先討論如何處理子宮肌瘤的問題。

16 融合腹腔鏡與傳統手術的優點

認識腹腔鏡微創子宮肌瘤摘除術

常見問題

● 聽說子宮肌瘤的復發率很高，但我不想直接切除子宮，請問有沒有更好的治療方法？

● 我有子宮肌瘤，爲了傷口好看和復原較快，有的醫師建議用腹腔鏡手術，但我聽說腹腔鏡手術很容易復發，那麼豈不是又要再動手術？

三十四歲的心妤長期以來一直有經血過多的問題，還有貧血病史，平時體力很差，稍微走一下就覺得很喘，而且很容易疲勞。

我幫心妤做了陰道超音波和抽血檢驗，發現她的子宮有五、六顆子宮肌瘤，且血紅素只有六・八（正常人的血紅素爲十二至十六）。這顯示了，由於部分肌瘤生長在子宮腔內（也就是所謂的「黏膜下子宮肌瘤」），長期經血過量，造成心妤一直處於嚴重的貧血狀態，所以她才會經常覺得很喘，又容易疲勞。

經過一個月補充鐵劑的治療，我們爲心妤進行「腹腔鏡微創子宮肌瘤摘除術」，總共取出了十一顆大小不等的子宮肌瘤，包括長在黏膜下的三顆肌瘤。她住院三天後，便順利出院。

手術後一週，心妤回診檢查傷口，傷口癒合情況非常良好，病理報告也顯示是良性的子宮肌瘤。她很高興，心中的大石頭終於落了地。不過總歸是女性，一向愛美的心妤看著腹部的傷口，不了解爲何除了腹腔鏡手術的傷口之外，在她恥毛的上緣還有一個四至五公分長的橫向傷口？

隨著醫療科技的進步，許多傳統的手術治療方法都不斷地翻新和改進。過去子宮肌瘤的外科治療方法，不外乎子宮切除術和子宮肌瘤摘除術。前者因近年來女性對身體器官自主性的強烈覺醒，而慢慢受到婦女團體的批判和揚棄；後者則因手術後的高復發率（五年內有超過二分之一的患者會復發，而必須再度動手術），常讓醫師和病患卻步。

近十年來，由於內視鏡（包括腹腔鏡和子宮鏡）手術的蓬勃發展，無論是子宮切除手術或是肌瘤摘除手術，都能夠具有傷口更小、復原更快速的優點。

但是，在一味地追求美觀、恢復迅速，而過度仰賴新進儀器設備的情況下，以往子宮肌瘤摘除手術後最令人詬病的高復發率，不但未能獲得改善，反而因受制於腹腔鏡手術單獨操作的桎梏，而讓術後肌瘤復發率不斷向上攀升。

有越來越多的患者或醫師，堅持要以腹腔鏡手術來治療子宮肌瘤，導致肌瘤在短期內再度復發，最後不得不將整個子宮摘除，要不然就是患者四處徬徨求助。

爲什麼利用腹腔鏡手術來摘除子宮肌瘤，會比以往傳統的肌瘤摘除手術有更高的復發率？因爲腹腔鏡手術畢竟仍有其先天的限制。

腹腔鏡只能夠讓醫師看到子宮的外表，因此只有生長在子宮外表、淺層的肌瘤可以被順利摘除，至於位在子宮腔內黏膜下或隱藏在子宮肌肉層中的肌瘤，就無法經由腹腔鏡而輕易辨識出來。

不過，在進行傳統子宮肌瘤摘除手術時，醫師可以用手去觸摸子宮，而因肌瘤組織比子宮組織堅硬，所以能夠輕鬆辨別出來，然後再把肌瘤從子宮內一一取出。

而且，對於生長在膀胱、子宮頸附近或闊韌帶內的肌瘤，腹腔鏡手術極不易將其取出，甚至無法有效縫合傷口並止血。如果碰到子宮肌瘤太大或有太多子宮肌瘤時，腹腔鏡手術不僅非常不容易操作，而且無法把所有的肌瘤一顆顆取出，再有效地逐一縫合傷口。

用腹腔鏡手術來縫合子宮上的傷口，不論技巧再怎麼純熟，也不如傳統手術的縫合技巧來得踏實。更重要的是，利用腹腔鏡手術所縫合的子宮上的傷口，是否可以承受日後懷孕時子宮所必須承擔的擴張壓力，也漸漸地受到醫界質疑。

近幾年來，醫學文獻報告中，不斷出現當初利用腹腔鏡摘除肌瘤後的傷口，在懷孕時造成子宮破裂的例子，同時也不斷傳出進行腹腔鏡肌瘤摘除手術後，不但經血過多的症狀未獲改善（大多是因醫師未察覺存在於黏膜下的小肌瘤而未取出所致），甚至手術後不到一兩年便復發的例子（因部分未取出的小肌瘤繼續長大所致）。所以，腹腔鏡子宮肌瘤摘除手術在喧騰一時之後，近來一直受到醫界的質疑，而健保局也在考量後一直未將其納入健保給付範圍。

回過頭來看，爲什麼心妤除了腹腔鏡手術的傷口之外，在她恥毛的上緣還有一個四至五公分長的橫向傷口？因爲我用的是改良式的手術方法。它可以融合傳統和新科技手術的優點，達到眞正「微創」（minimal invasive）手術的目的，完全符合病患的利益。

傷口小、恢復快、復發率低的手術

在心妤的案例中，我先利用腹腔鏡手術的技巧，將子宮動脈阻斷（這項創新手術榮獲二〇〇〇年世界婦科內視鏡大會論文獎第一名），以減少接下來進行肌瘤摘除手術時大量失血的問題。然後，我再利用一個三至五公分的迷你傷口，把所有用眼看得到或用手摸得到的子宮肌瘤逐一取出。這項合併子宮動脈阻斷和肌瘤摘除的手術方式（榮獲二〇〇一年世界腹腔鏡大會論文獎第一名），最重要的精髓在於「微創」的觀念。

使用「合併子宮血管阻斷術和肌瘤摘除術」來進行治療時，在子宮動脈先行阻斷之後，不但可以減少手術當中的失血，也可以有效壓制日後肌瘤再度復發的機率，因爲那些看不到甚或摸不到的「隱藏肌瘤」，會因子宮動脈被阻斷，缺乏血液供養，而生長停滯，但卻不會影響未來生育的能力。

接著，把可辨別的肌瘤逐一取出時，傷口的大小和多寡必須視肌瘤的大小和多寡而定。如果肌瘤太大（十幾或二十公分），就可以先將它切成許多小塊，再經由那三至五公分的小傷口取出。由於子宮上可能會因摘除太多肌瘤而有多處傷口，因此我再以傳統手術縫合子宮傷口的技巧，緊密地一層層縫合傷口，以確保日後懷孕時子宮能夠承受擴

腹腔鏡微創子宮肌瘤摘除術

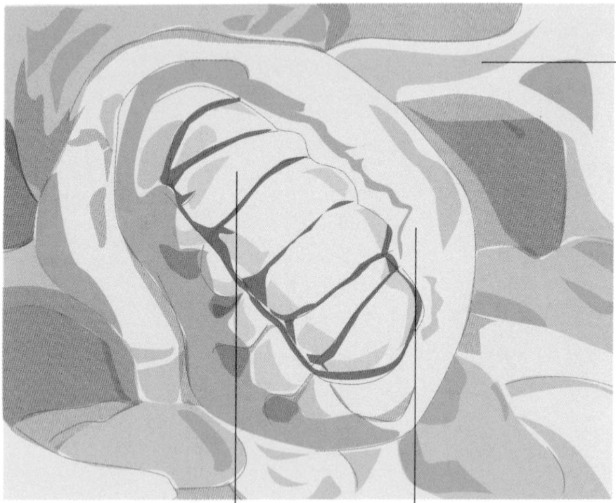

解　說：

進行「腹腔鏡微創子宮肌瘤摘除術」後，用縫線將子宮縫合，可以保留子宮日後生育的功能。

腹腔鏡微創子宮肌瘤摘除術

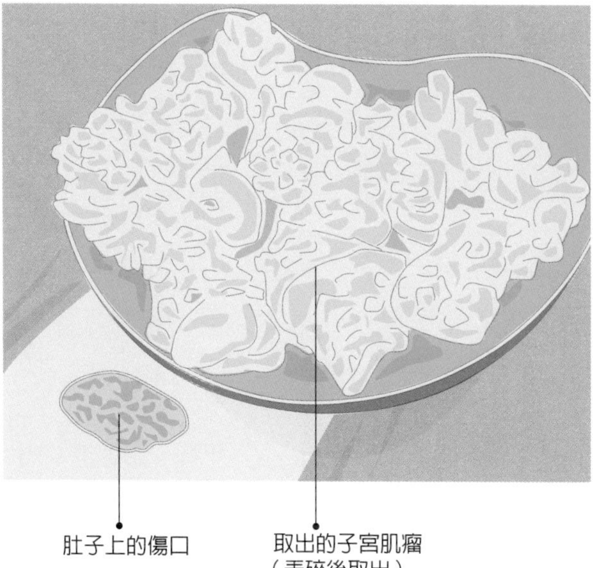

解　說：

進行「腹腔鏡微創子宮肌瘤摘除術」時，使用腹腔鏡將子宮動脈阻斷後，經由3至6公分的腹部小傷口，取出重達1至2公斤的肌瘤組織。

張所造成的壓力，這也可以在三至五公分的傷口內進行。這就是「微創」的手術觀念。

目前，在全球婦科的領域裡，這種「微創」的手術觀念，已逐漸取代了過去必須單獨利用內視鏡（腹腔鏡）來操作手術的限制。因爲「微創」的觀念應該是傷口小、術後恢復迅速，並不見得一定要以內視鏡（腹腔鏡）來操作，才叫做「微創」。我相信這種「內省」的手術概念，會逐漸擴展到其他外科領域。

美國腹腔鏡醫學會的醫學期刊，已正式於今年更名爲《微創婦科學期刊》（*The Journal of Minimally Invasive Gynecology*），可見眞正帶領醫學進步的舵手是不應該被傳統或任何炫目的儀器和工具所約束，而是應該勇敢地融合傳統和新科技的優點，創造出更優質的手術方法，來造福病患。

醫師叮嚀

微創手術的觀念是傷口小、恢復快。在許多醫師至今仍然在摸索腹腔鏡手術的技巧之際，「微創」的概念已經又往前邁進了一大步。

由於腹腔鏡手術的先天的限制，因此利用腹腔鏡手術來摘除子宮肌瘤後的復發率，比傳統的肌瘤摘除手術高得多。而「腹腔鏡微創子宮肌瘤摘除術」是迄今最優質的微創手術典範。

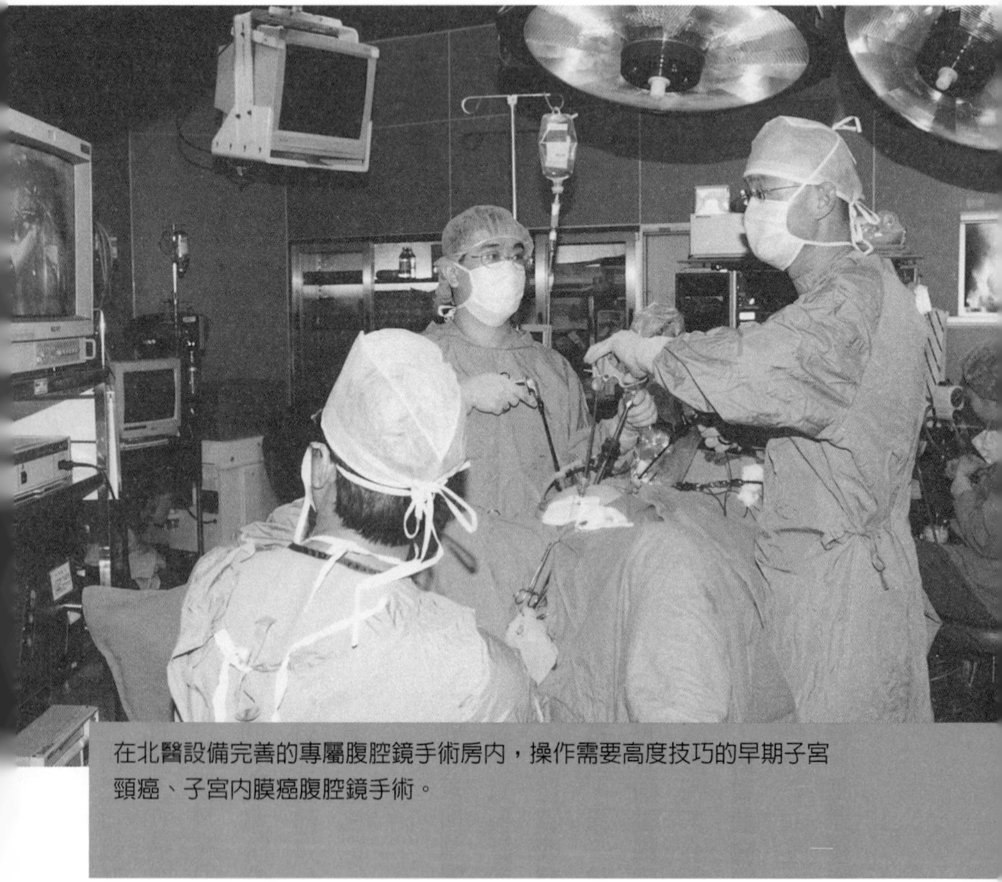

在北醫設備完善的專屬腹腔鏡手術房內，操作需要高度技巧的早期子宮頸癌、子宮內膜癌腹腔鏡手術。

17 醫師也難以分辨的病症

子宮肌腺瘤（症）的診斷

常見問題

● 我女兒每次月經一來就痛到必須吃止痛藥，最近一兩年更是連止痛藥都沒效，甚至得去醫院打止痛針，醫師好像也說不出她到底什麼病。該怎麼辦？

● 我每次月經一來，經血量就多得嚇人，有醫師說這是子宮肌瘤，也有醫師說是子宮肌腺瘤。這兩種病不一樣嗎？

安安在最近三個月內，已經開了三次刀了，有的醫師說她是骨盆腔發炎，有的說她是子宮內膜異位症。以前，她只要月經一來，不但經血量多到好像全身的血液都快流光一樣，而且痛到只差沒在地上打滾，連後背都有難以忍受的痠痛感。但是，開完刀後疼痛依舊，她不時得要求醫師幫她打止痛針。

在家人陪同下，安安來到我的門診。聽完她的症狀描述，我已經有點懷疑，會不會是「病患對它陌生、醫師對它頭痛」的子宮肌腺瘤（症）？不過，卻有同行醫師好意提醒我，這名患者恐怕是已對麻醉針劑上癮，最好不要收治。

她的家屬來找我談，我明白表示，只會給安安正常的術後止痛針劑，不會給予列為管制的麻醉用藥，她的家屬同意了。經過詳細的問診、內診及檢查，我也決定再幫她開刀，以確定我的診斷。

果不其然，她的子宮已部分纖維化，正是我懷疑的子宮肌腺瘤，從子宮外表上根本看不出來。

沒錯，子宮肌腺瘤（症）最常見的症狀就是經痛，可能從經期要來之前一直痛到經期結束之後，等於一個月要痛上一兩週，有時連止痛藥都幫不上忙，非得送到醫院去打止痛針不可。至於經血過多的症狀，視子宮肌腺瘤破壞子宮的範圍而定，有時經血量會多到驚人的地步。曾有一名患者的血色素掉到只剩二．七（正常值是十二至十八之間），已近乎慢性休克。

有些患者還會出現頻尿、便祕及性交疼痛等症狀。很特別的是，有些患者原本便祕的情況在月經期間會突然消失，甚至出現輕微腹瀉。這通常表示，子宮後壁已和大腸粘黏，或合併有子宮內膜異位症了。

子宮肌腺瘤之所以產生，主要是因爲子宮內膜組織滲透進入子宮的肌肉層內。月經期間，子宮內膜組織受到荷爾蒙改變的影響，原本應該剝落流血排出體外，形成月經。但是，這些長錯位置的子宮內膜組織，卻擠壓在子宮肌肉層裡，雖然同樣會出血腫脹，卻無法順著陰道剝落排出體外，造成月經期間極度腫脹不適，經痛就出現了。

這些排不出去的經血日積月累，周圍的子宮肌肉組織長期不斷地受到刺激，形成纖維化的病變。纖維化的組織越來越多，逐漸取代了正常的子宮肌肉組織，就形成了「子宮肌腺瘤」。當子宮肌腺瘤日漸擴大，幾乎占據了大部分的正常子宮肌肉層，就形成了「子宮肌腺症」。

也就是說，子宮肌腺瘤是子宮肌肉組織纖維化所造成，並不是眞的有一顆瘤存在。有些子宮肌腺瘤會腫脹，但有些不會，所以光靠超音波檢查甚至看不太出來。

綜合判斷確定病灶

子宮肌腺瘤比較好發於三十五歲以上的婦女，其原因不明，但是與女性荷爾蒙的作用有關。根據醫學文獻記載，五十歲左右的婦女當中，大約百分之六十以上都有嚴重程度不等的子宮肌腺瘤，但是它的發生並不是從三十五歲以後才開始，甚至是更早，至於早到從什麼年齡開始，目前尚不清楚。

日前，我曾遇過一名才十八歲的患者。還有一對二十七歲的雙胞胎患者，前後間隔三個月分別接受手術。手術時，我們發現她們的整個子宮幾乎都已經被子宮肌腺症所破壞，可見它的發生可能早在初經來臨的第一、二年後就開始了。這對雙胞胎姊妹也說，的確從那時開始就一直被嚴重的經痛所困擾。

子宮肌腺瘤是一種常見卻又不為一般婦女所知的子宮病變，它的許多徵兆和症狀和子宮肌瘤或子宮內膜異位症類似。

子宮肌腺瘤和子宮肌瘤都可能造成經血過多、壓迫感等症狀，但子宮肌腺瘤會經痛，子宮肌瘤卻不太會。子宮肌腺瘤和子宮內膜異位症都會產生經痛，但子宮肌腺瘤會造成經血過多或壓迫等症狀，子宮內膜異位症卻不會。

如此看來，要從症狀上診斷出子宮肌腺瘤似乎並不難。可是，這三種疾病常常交互存在，更增加了診斷上的困難度。而且，這三種疾病都有很明顯的家族史，往往母女、姊妹同時患有這三種疾病中的一或兩個。由於子宮肌腺瘤不易診斷，因此大部分的患者都延誤了早期治療的時機。

由於診斷上的困難，過去的觀念一直認爲，只有開刀才能夠確切診斷出子宮肌腺瘤。不過，我們從過去一千兩百五十例患者的回溯分析來看，如果超音波發現子宮腫瘤，不確定到底是子宮肌瘤或子宮肌腺瘤，則可以抽血檢測患者的CA 125，如果數值上升超過三十五，患者又有很明顯的經痛現象，那麼幾乎可以確認它是子宮肌腺瘤，準確率達百分之九十五以上。

其實，婦科最好的診斷利器還是問診與內診。只要醫師經驗夠，問診可以得到許多重要的訊息，再加上內診，就可以找出可能的疾病，以及該做何種檢查的依據。超音波等檢查只是輔助工具，但不少醫師太依賴超音波等檢查。就子宮肌腺瘤而言，光靠某一種儀器檢查，準確率就不高。

安安接受開刀，切除子宮肌肉層的纖維化病變組織之後，在醫院住了三天。出院後，她就再也沒吃過止痛藥，經血量也變得正常許多。

醫師叮嚀

子宮肌腺瘤是子宮肌肉組織纖維化所造成的病變，相當常見卻不爲一般婦女所知。當子宮肌腺瘤日漸擴大，幾乎占據大部分的正常子宮肌肉層時，就形成了子宮肌腺症。

子宮肌腺瘤（症）的許多徵兆和症狀，都和子宮肌瘤或子宮內膜異位症類似，而且這三種疾病常交互存在，所以不易診斷出來。

妳如果同時有經痛、經血過多及壓迫感等症狀，就要懷疑可能是子宮肌腺瘤（症）。找個有經驗的醫師仔細檢查及治療是很重要的。

18 黑掉的大蘋果

子宮肌腺瘤（症）的治療

常見問題

● 我有嚴重的痛經問題，醫師懷疑是子宮肌腺瘤，建議開刀治療，可是我才二十歲，還沒有結婚。可以以後再治療嗎？

● 我患有子宮肌腺瘤，醫師建議拿掉子宮，可是我想生育，卻已經連續流產兩次，到底該怎麼辦？

蓮欣說她每個月有一半的時間都在經痛中度過，而且月經來時的經血量又大得不得了。其實，她一坐下來還沒開口，我幾乎就看出了她應該是罹患了子宮肌腺瘤（症）。

事實上，這樣的患者不少。有些患者曾說，我能夠這麼快就看出她們患病的情況，眞是「不可思議」。其實，不是我厲害，而是她們都帶著和蓮欣一樣的表情，來到我的門診。她們因爲疼痛不已而咬牙苦撐著，因爲貧血而顯得臉色蒼白，更因爲看過的每個醫師都要她們切除子宮，而顯得無助、哀怨。

蓮欣非常想要生下一個孩子，可是已經流產兩次了。之前，她在流產後回診時，醫師居然要她切除子宮，看了幾個醫師都是如此。這不等於打碎了她的夢想！

然而，子宮肌腺瘤（症）的患者確實非常不容易受孕，即使受孕，也很容易流產或早產。

近幾年，在醫學文獻上只有零星懷孕成功報告的情況下，我們利用手術加上藥物的治療方法，來面對這個一向難纏的疾病，不僅保留了子宮，甚至累積了二十八個成功懷孕的亮麗成績。雖然還不能說這種新的治療模式已經完全取代了傳統的子宮切除手術，但至少追蹤五年多以來，超過百分之九十的患者不但沒有再復發，也不再有經痛或是經血過多的症狀。

不過，關鍵在於，患者的子宮本身遭受破壞導致纖維化的程度，至少必須低於子宮的三分之一，才可能保留三分之二的子宮，以維持最起碼的懷孕功能。

在子宮肌腺瘤（症）的治療上，過去醫師對於已經完成生育計畫的患者，多半會建議切除子宮，而對於尚未生育者，則建議她們追蹤、觀察。

我的看法是，症狀輕微者可以用止痛藥和鐵劑，來控制經痛和貧血現象，而黃體素和避孕藥，則可以緩解經痛和經血過多的問題。這些是比較消極的症狀治療，但可以改善患者的生活品質。

另有一種昂貴的藥物GnRHa，可以製造一種假停經的狀態，經過一段時間之後，能夠使部分肌腺瘤縮小。但缺點是，它的效果是暫時的。一旦停藥後，不但肌腺瘤會恢復到原來的大小，且所有的症狀都會重新出現，所以目前大多把它當成手術的輔助療法。

到目前爲止，手術是徹底治療子宮肌腺瘤（症）的唯一途徑。因爲子宮肌腺瘤是正常的子宮肌肉組織受到持續的刺激，轉變而成的纖維化腫塊，時間拖得越久，殘餘的正常子宮肌肉組織就越少，到最後可能整個子宮都纖維化。就算利用止痛藥、鐵劑、輸血等來改善症狀，纖維化的子宮還是無法正常懷孕；最後還是必須切除子宮。

子宮肌腺瘤與子宮肌瘤不同，舉例來說，子宮肌瘤就像一顆顆大大小小的雞蛋或彈珠，生長在子宮的內、中、外層。它們有如外來的異物，每一顆都很完整，所以進行手術時可以清楚地一顆顆摘除，而且用手去觸摸子宮時，可以輕易地感覺到它的存在。

可是，子宮肌腺瘤（症）不一樣，它是子宮本身肌肉層的病變，就好像一顆放很

子宮肌腺瘤（症）手術圖解——手術前

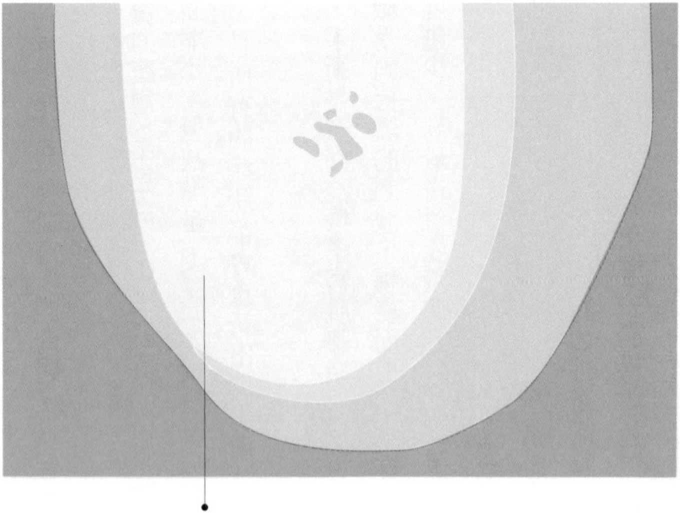

解　說：

「微創子宮肌腺瘤摘除術」經由3至6公分的腹部小傷口，可取出重達1公斤的肌腺瘤組織。這是「微創」手術的重要觀念。

子宮肌腺瘤（症）手術圖解

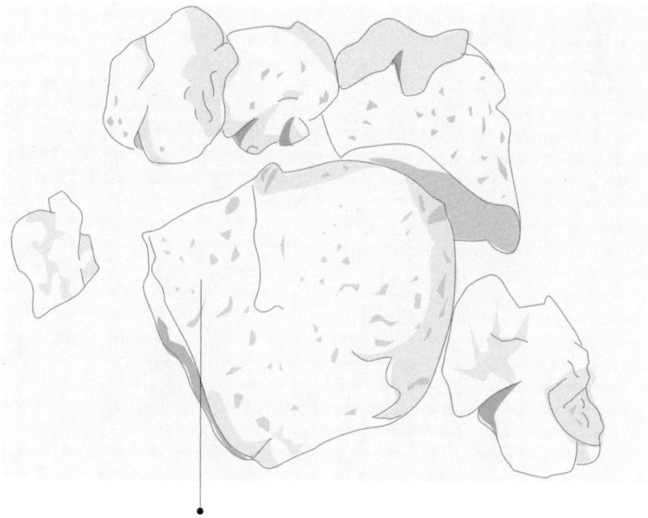

切下的子宮肌腺瘤（症）

解　說：

為了遷就腹部迷你傷口（3至5公分），子宮肌腺瘤（症）可在切成片段碎塊後再取出。子宮肌腺瘤（症）不是真正的腫瘤，而是硬化後的子宮組織，堅硬如石。它切開後的外觀呈斑駁花紋。如果子宮只有小塊、局部的硬化，狀似一塊腫瘤，稱之為「肌腺瘤」。如果整個子宮都硬化，則稱之為「肌腺症」。

久、壞掉的大蘋果。切開來一看，會發現有些地方黑掉了，有時只是黑一小塊，有時卻是整顆都黑了。黑掉的地方就是子宮肌腺瘤（症）的病變組織、纖維化之處。子宮切開後，肉眼不難分辨，但病變組織與正常組織之間的界線卻又不是十分明顯。

所以，醫師在切除子宮肌腺瘤（症）的病變組織時，就像是在削蘋果，削掉太多很可惜，削得不夠又擔心病變殘留。因此，我們進行手術時，在切掉大部分明顯的纖維化組織之後，會使用雙擊電燒探針，再次清除殘存在子宮上的病變組織，以減少日後復發的機會。

由此看來，由於子宮肌瘤像是外來物，因此子宮肌瘤摘除後，留下來的是一個雖然傷口累累，但還算完整的子宮。然而，由於子宮肌腺瘤（症）是子宮本身壞掉的部分，因此子宮肌腺瘤切除後，留下來的只是部分的子宮。至於能留下多少，必須視手術時還有多少正常的子宮組織而定。進行手術時，如果發現整個子宮幾乎全部被子宮肌腺症所取代，正常組織所剩無幾，就只好進行次全子宮切除（保留子宮頸）或全子宮切除。

合併治療效果好

以近幾年的經驗來看，如果合併手術、電燒清除及GnRHa藥物來治療，治癒率可以達九成左右。在手術後使用GnRHa做爲輔助藥物，爲時三至六個月，可以降低治療後的復發率。所以，早期診斷加上適當的治療，才能夠避免子宮受到過多的破壞，影響日後的懷孕機能。

然而，有不少年輕女孩往往不喜歡上婦產科，經痛就吃止痛藥。事實上，這不是保護自己的方法，反而可能會延誤治療時機，尤其是子宮肌腺症。

回到蓮欣這個案例。她的檢查結果顯示，子宮肌腺瘤已經非常嚴重。但是，她爲了有自己的孩子，堅持不願意接受手術。

我告訴她有兩個選擇，一是暫時不進行手術，再做做看試管嬰兒，能夠懷孕最好，不過依她的情況來看希望不大，而且生活品質已大受影響；另一是選擇動手術，儘量設法保留子宮，不過若子宮組織受到破壞的部分已超過一半，治療時就不一定能夠兼顧日後的懷孕問題。

對蓮欣而言，這是一個困難的抉擇。如果她能在子宮尚未遭受很大破壞前，便進行治療，問題可能就會簡單多了。

醫師叮嚀

許多年輕女孩不喜歡上婦產科，經痛就吃止痛藥。但是，如果遇到子宮肌腺瘤，卻仍然抱持著這種觀念，就可能害了自己。

子宮肌腺瘤是一種拖得越久，子宮破壞越嚴重的疾病。一旦拖延到整個子宮都纖維化了，不但會影響日後的生育機能，可能整個子宮都得拿掉了。

第四篇

良性卵巢囊腫和腫瘤

19

生育希望不破滅

認識卵巢腫瘤的手術

常見問題

- 巨大的卵巢腫瘤一定是卵巢癌嗎？
- 卵巢腫瘤手術後，卵巢能夠恢復原來的形狀和功能嗎？

大腹便便的群惠走進診間，滿臉愁容。二十五歲的她才剛結婚三個月，日前因腹痛到住家附近的診所就醫，醫師懷疑是腹部腫瘤，建議她到大醫院檢查。

在門診檢查時，我就發現她的腹部眞的有一個巨大的腫瘤，從骨盆腔一直延伸到肝臟下緣。如果以懷孕週數來看，她的腹部幾乎等於是懷孕三十四、五週大小的肚子了。

根據超音波的評估，有一個至少五十公分以上的腫瘤，且兩側卵巢都有，肚子裡還有少量的腹水。難怪她一直說自己「身材不好」。

我懷疑這可能是卵巢癌（卵巢惡性腫瘤），所幸電腦斷層掃描、CA 125腫瘤指數及**AFP**（α胎兒蛋白）等核子醫學檢查的結果，都傾向是良性的。不過，由於腫瘤內含有一些不明固態物質，因此仍有可能是惡性腫瘤，必須在手術時進行冰凍病理切片檢驗，才能夠確定。

群惠剛結婚不久，希望不管腫瘤是良性還是惡性的，都能夠儘量留下所有正常組織，讓她有機會生下自己的孩子。

我們在進行手術時發現，她左側卵巢有兩顆約六、七十公分大小且相連的腫瘤，最上緣已和肝臟相連，卵巢的正常組織幾乎被巨大腫瘤壓擠成薄薄的一層膜，覆蓋在巨大的腫瘤上。

我小心翼翼地把腫瘤與周邊的腸子、大網膜等器官分離，再把巨大腫瘤從薄膜狀卵巢上剝離，送去做冰凍切片病理檢驗。

正常的卵巢應該是鴿子蛋一般的形狀，約爲兩、三公分大小。但是，群惠此時的左側卵巢完全變形，剝除腫瘤後，剩下一個底部有點厚、連著薄薄一片大扇子形狀的卵巢。不過，剩下的卵巢不論再薄，仍可能存在著許多原始濾泡，而這些原始濾泡日後還

卵巢囊腫圖

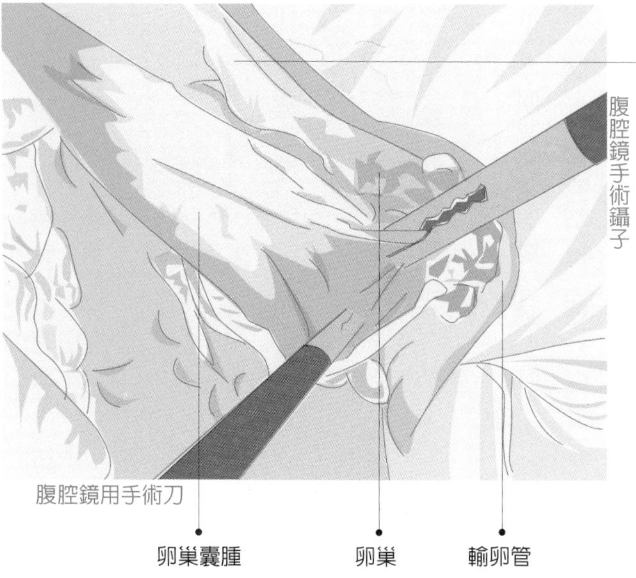

解　說：

利用腹腔鏡手術分離卵巢囊腫和卵巢時，由於兩者之間通常有分明的層次，因此只要利用手術刀，找到兩者之間的層次間隔，輕輕撕開，就可以輕易取出卵巢囊腫，同時保留正常的卵巢組織。

是有機會變成一顆顆的卵子。

如果認爲剩下的卵巢只是薄薄一片而乾脆全部切除，那麼不但有些原始濾泡跟著被犧牲，沒有機會變成卵子、受精長成小娃兒，而且大幅減少了患者日後正常排卵、受孕的機會，使患者可能會提早進入更年期。

我把仍含有微細血管供應的薄膜狀卵巢，小心地縫合在一起。完成後，卵巢看來像一個底大頭小、長長瘦瘦的管子，跟正常卵巢大不相同。

另外，我還在右邊卵巢發現了一個十幾公分大小的腫瘤。我用同樣的方法摘除腫瘤，並縫合剩下的卵巢組織。

冰凍病理切片檢驗結果在二十多分鐘後立刻回報到開刀房，病理醫師告訴我，群惠兩邊卵巢上的腫瘤都是良性的。我們在清洗肚子後完成手術，也把這個喜訊告訴守候在開刀房外的家屬。

隔了兩週，群惠在回診時卻哭喪著臉。原來，幾天前她因肚子不舒服，曾到住家附近原先的那家診所就醫。診所醫師做了超音波檢查後，告訴她兩側腫瘤沒有清乾淨，仍有部分腫瘤殘留，手術執行切除不徹底。

關於卵巢手術的正確觀念

不少醫師或民眾都以爲，手術後的卵巢應該會馬上變回原來鴿子蛋形狀、兩三公分大小的組織，其實這是不正確的想法。事實上，有幾個觀念是醫師或患者都應該要有的。

一、只要是良性腫瘤，一定要儘量將正常且仍含有血流供應的卵巢組織保留下來，不要「看不起」任何小小的卵巢組織。另外，也不要爲了縫合後像個正常卵巢，而特意把手術後剩餘的卵巢組織縫合成鴿子蛋的形狀，應該考量功能而不是外觀。

二、卵巢手術後兩、三個月，一般而言，不論卵巢當初縫合成什麼怪形狀，最終剩下的卵巢組織都會變回正常的形狀和大小。就像有些婦女，即使開刀取出上百顆子宮肌瘤之後，千瘡百孔的子宮日後不但恢復正常形狀，還能夠懷孕生子。這是身體自發的修復能力，不必急著在手術之初就把卵巢恢復原狀。

三、只要懷疑腫瘤有惡性的可能，就必須在手術中立即採行冰凍切片檢查，由病理科醫師來判斷這是良性或惡性，通常二、三十分鐘就可以得到檢驗結果。屆時，主刀醫師可以據此結果來決定手術要做到什麼程度，以及要不要切除大範圍的器官等。

四、對於有些生理性的卵巢囊腫，不一定要動手術切除，只要追蹤觀察即可。但是，如果是病理性的卵巢腫瘤，尤其是兩側卵巢都有腫瘤、腫瘤中含有固態物質、有腹水、CA 125數值上升等，就必須合理地懷疑這可能是惡性腫瘤，最好盡早進行手術，做適當的治療。

經過解釋，群惠反而很高興自己正常的卵巢組織都留下來了，讓她未來生下孩子的機會更大。更高興的是，最終病理報告出爐，確定腫瘤雖然巨大，但確實是個良性腫瘤。她說，還好沒有接受之前一名醫師的建議，把卵巢拿掉，否則當媽媽的夢想不就破滅了嗎？

醫師叮嚀

手術後剩下的卵巢不論變得多薄多小，都可能仍然存有許多濾泡，未來可以變成一顆顆的卵子，讓患者可以生下寶寶，所以千萬不要小看它。

卵巢和子宮一樣，在手術後初期，可能因爲縫合的關係，切除異常組織後會變成很奇怪的形狀，但是它慢慢就會整合恢復，並繼續它原有的功能。

20 和懷孕無關的畸胎

什麼是卵巢畸胎瘤？

常見問題

● 我日前接受婦科檢查時，被發現患有卵巢畸胎瘤。請問這是因懷孕時胎兒著床在不適當的地方所造成的嗎？

● 卵巢畸胎瘤都是良性的嗎？會不會變成惡性的？

曉菁是剛從大學畢業、踏入社會的新鮮人，在第一份工作的例行體檢中，被發現腹中似乎有「不好的東西」，醫師建議她開刀治療。

有如遭受晴天霹靂的曉菁，在姊姊陪同下來到我的門診，經過骨盆腔超音波、彩色都卜勒血流分析等檢查，確定卵巢上有一個十七公分大小、形狀不規則的腫瘤，腫瘤裡還含有六、七公分的固態物質，甚至出現一些腹水。

對於曉菁有個如此大的腫瘤在肚子裡，她姊姊恍然大悟地說，難怪妹妹明明不胖，但努力縮小腹後，卻仍然沒什麼腰線，看起來身材不佳，經常被笑是一個「小腹婆」。

由於無法完全排除惡性腫瘤的可能性，因此我在手術前向曉菁說明，如果發現是卵巢癌而癌細胞沒有轉移，那麼必須切除單側卵巢、輸卵管等組織，但如果癌細胞已非局限在卵巢，那麼就必須把雙側卵巢、輸卵管、子宮，以及盲腸、大網膜等全部切除。同時，我更告訴她，如果只是良性腫瘤或畸胎瘤，就只需要切除腫瘤，而患處的卵巢則仍然可以保留。

大網膜是保護腸子的脂肪組織，也是卵巢癌容易轉移的地方。一旦癌細胞擴散出來，容易因此產生大量腹水。所以，如果是癌症，就必須切除大網膜。

在手術中，我照例幫她做冰凍病理切片檢查，二十分鐘後病理報告出爐，結果這竟然是個不成熟性的畸胎瘤，也就是一種源自生殖細胞的卵巢癌。

曉菁的姊姊和父母乍聽「畸胎瘤」這個名稱，都楞了一下。曉菁一向乖巧，又剛出社會，怎麼會這麼不自愛，竟然與人暗結珠胎，且懷的還是一個不正常的「畸胎」？

認識畸胎瘤

其實，畸胎瘤和性行爲、懷孕等沒有任何關係，沒有過性行爲的人也可能罹患畸胎瘤。它是最常見的卵巢腫瘤，源自卵巢的生殖細胞。

在女性胎兒的胚胎時期，卵巢上已經留有許多分化潛力很強的原始細胞。這種畸胎瘤的原始細胞在未來會分化成外胚層的器官組織，如牙齒、毛髮、軟骨及頭皮等組織。這些原始細胞如果一直分化下去，就會出現腫瘤樣的組織，形成畸胎瘤。也就是說，畸胎瘤是患者本人在胎兒時期就存在的異常原始細胞，分化成所有外胎層細胞的產物，並不是長大後不正常懷孕所造成的。

畸胎瘤可說是一種卵巢腫瘤，有良性和惡性這兩種。惡性畸胎瘤約占百分之〇・五至百分之二，主要又可分爲兩類。畸胎瘤本身若含有越多的不成熟性神經上皮組織，惡性的機率就越大，這一類不成熟性的畸胎瘤常發生在二十歲以下的年輕人身上，占了二分之一。我曾碰到過一位年僅十一歲患者，罹患了不成熟性的畸胎瘤，也就是卵巢癌。而另一類則是成熟性的畸胎瘤，但後來轉換成鱗狀上皮細胞癌，這一類惡性畸胎瘤多發生在五十歲以上的中老年人身上。

曉菁的畸胎瘤屬於第一類非成熟性畸胎瘤，畸胎瘤中有頭髮、頭皮組織、軟骨、骨頭、牙齒等成熟組織，外觀像是一個腦部組織，甚至還有呼吸道和腸胃道的上皮組織，但卻出現許多不成熟性的神經上皮組織。所以，依據病理分類，它屬於卵巢癌的一種。

一般而言，畸胎瘤中的不成熟性神經上皮組織若在一個單位以下，則表示腫瘤分化良好，治療時只要把整個腫瘤切除即可。若在三個單位以下，則是中度分化的腫瘤。若超過三個單位以上，則是分化最差的腫瘤，所以預後也比較差。這兩者的治療，除了切除腫瘤和卵巢之外，嚴重時甚至還要進行化療。

就像之前說過的，卵巢癌分爲四期，癌細胞局限在卵巢內屬於第一期，局限在骨盆腔內屬於第二期，擴散在腹腔內屬於第三期，若已遠端轉移至肺臟、骨頭或腦部等，則屬於第四期。由於畸胎瘤屬於卵巢腫瘤的一種，因此若是惡性畸胎瘤，則分期方式相同。

在治療上，卵巢癌與某些婦科癌症大不相同，例如子宮頸癌。由於子宮頸癌往往局限於子宮頸四周，在臨床上、手術前容易分期，因此手術前就必須先判定是屬於第幾期，並且依此來進行治療。然而，子宮癌和卵巢癌等很容易在腹腔內擴散，所以必須在手術後才能夠確定它到底屬於第幾期，並據此來決定手術後輔助治療的方式和範圍。對於手術後才知道第幾期的癌症，我們稱這種手術爲「分期手術」，表示必須先做手術才算是開始進行治療。

由於卵巢癌很容易在腹腔內到處擴散，蔓延能力很強，被發現時往往已出現腹水，進入第二、三期，因此治療上絕對不可耽誤、拖延。

回到曉菁的案例。她的畸胎瘤雖然是惡性的，但幸運的是，還在第一期就被發現，癌細胞仍然局限在單側卵巢內，並沒有發生淋巴轉移，所以開刀切除單側卵巢、輸卵管等組織即可，不必做更大範圍的切除。不過，由於細胞分化屬於中度惡性分化，因此還是以化療當做輔助治療。

醫師叮嚀

畸胎瘤雖然名為「畸胎」，但與懷孕無關。基本上，它是患者在胚胎時期就已存在的異常分化細胞，分化成所有外胎層細胞的產物。

畸胎瘤是卵巢腫瘤的一種，有惡性也有良性，如果是惡性，則和卵巢癌一樣，容易擴散、轉移快，被發現時往往已屬於比較晚期的情況，因此及早治療是很重要的。千萬不要聽到「畸胎」瘤，就不好意思就醫，延誤了病情。

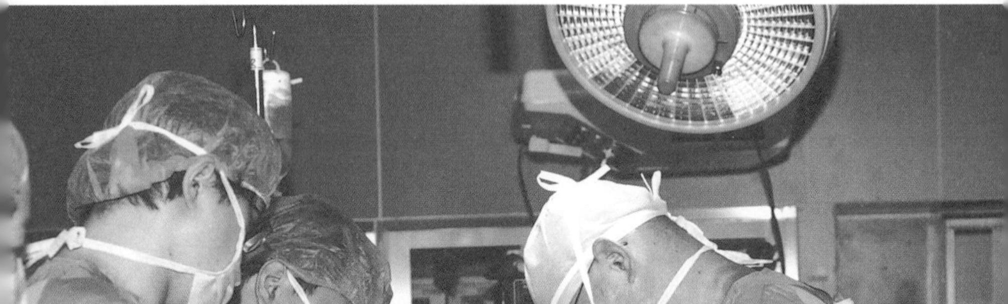

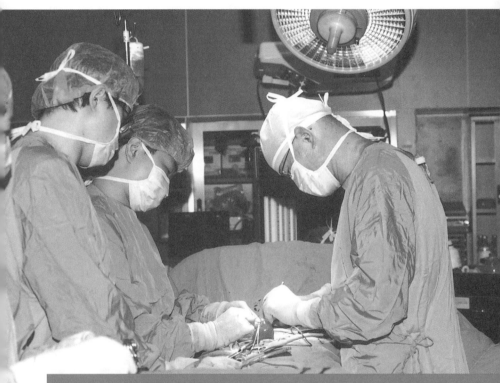

腹腔鏡手術需要手術操作者絕對專注、高超的手術技巧。當然，精良的儀器設備，以及助手醫師、麻醉師、護理人員等所組成的專業小組，同樣是手術成功的要件。

21 孕婦與胎兒之間的抉擇

懷孕期合併卵巢腫瘤的治療

常見問題

● 做產檢時發現，我的卵巢有一個不小的異物。醫師說無法判斷這是良性或惡性，爲了安全最好把胎兒拿掉，先治療卵巢。可是我捨不得，怎麼辦？

● 聽說有卵巢腫瘤的人不可以懷孕生小孩，眞的嗎？

黛莉盼了好久，終於懷孕了。

當驗孕試劑顯示已懷孕時，黛莉眞是興奮不已。她結婚時已經三十多歲，老公又好愛孩子，她很擔心生不出來。盼了兩年，好幾次月經晚到，她都以爲可以得償心願，但結果並不如預期。不過，這次是眞的了。

然而，到了懷孕第七週，黛莉做產檢時赫然發現，她的卵巢上有一個十公分的「異物」。主治醫師建議她拿掉胎兒，先治療卵巢上的腫瘤，因爲萬一是惡性腫瘤，不但不一定能夠保住孩子，甚至可能危及她的生命。

黛莉不甘心，好不容易盼到這個孩子，怎麼可以說放棄就放棄。到我的門診之前，她已經看了幾個婦產科醫師，有的人建議她追蹤觀察，有的人建議她拿掉孩子，先保住自己的生命。

走進我的診間時，她的表情很複雜，既擔心我會建議她拿掉胎兒，又擔心繼續觀察可能造成的危險。很顯然地，有些醫師在給她治療建議時，可能並未把相關資訊說得很清楚，讓她不知所措，也不知該如何選擇。

做了相關檢查之後，我給黛莉的建議是，可以繼續保有胎兒，但每兩週必須追蹤檢查一次（一般來說，在這個階段是每個月產檢一次即可）。我告訴她，到了懷孕十四至十六週時，如果卵巢上的腫瘤不但沒有消失，甚至繼續變大，就直接做腹腔鏡手術，把卵巢上的腫瘤拿掉，但是胎兒仍然可以繼續留著。

這樣做的原因是，在懷孕十四週之前，有時卵巢會產生囊腫。這種囊腫有可能是生理性囊腫，例如黃體囊腫，會自動消失且對人體無害。但是，到了懷孕十四至十六週時，如果這個囊腫仍未消失，表示它可能是病理性腫瘤，不應該存在人體內。而且，在懷孕十四週之前，胎兒還太小，母體使用任何藥物都可能造成傷害。不過，到了十四至十六週時，腹中的胎兒已大致發育成熟，可以承受母體動手術時全身麻醉的風險。

適時拿掉腫瘤的優點

爲什麼一定要在懷孕十四至十六週時，開刀拿掉卵巢上的腫瘤？不可以再觀察一下，等胎兒再長大些，甚至生產後，才處理卵巢上的腫瘤嗎？

我的看法是，一個長在卵巢上的十公分腫瘤，體積是相當大的。在胎兒逐漸成長、子宮越來越大的情況下，這個腫瘤可能會在懷孕期間因子宮的擠壓而破裂。萬一破裂，隨著子宮體積的變大，動手術的困難度也會越來越大，當然更會增加手術的風險。

到懷孕十四至十六週時，已追蹤了兩個月以上，如果這個腫瘤不但沒消失還繼續長大，表示有惡性的可能。若把它繼續留在體內，風險太大。此時，由於懷孕的關係，通常只能夠做超音波檢查而不會做電腦斷層掃描，以減少幅射線的傷害。所以，有開刀拿掉腫瘤的必要。

而且，懷孕十四至十六週時，子宮還不是太大，比較有空間可以進行腹腔鏡手術。

在手術中，把卵巢上的腫瘤拿出來後，可以立刻進行冰凍切片化驗。萬一這個腫瘤被證實是惡性的，可以立刻把它所在的卵巢整個拿掉，徹底清除癌細胞。

到目前爲止，我已向爲數十名懷孕合併卵巢「異物」的孕婦，做如此的建議與治療處理。其中四十七人屬於懷孕合併卵巢腫瘤，到了懷孕十四至十六週時，在手術前一天住院，先使用安胎藥穩定胎兒，在動完手術並且休息一天後出院，之後持續服用安胎藥一週。至今，沒有任何一名孕婦因此發生流產、早產或任何產科併發症。

當然，一般婦產科醫師可能會建議，在懷孕合併卵巢腫瘤時，先追蹤觀察，到了懷孕十四至十六週時，用傳統的治療方法，剖腹取出卵巢腫瘤。我之所以建議使用腹腔鏡手術，是因爲它可以使孕婦在手術後復原得更快，而且它對身體的負面影響更小。當然，重要的是，操作手術的醫師最好選擇他最有把握的手術方法。

如果這個卵巢上的腫瘤小於十公分呢？

這時候，如果檢查結果顯示，這個腫瘤是單純的囊腫，裡面沒有固體成分（若有固體成分，惡性的機率較大），那麼可以先觀察，多半會逐漸消失，即便未消失，到生產後再處理也不遲。

如果這個腫瘤內含有固體成分，或者醫師懷疑它有可能是惡性的，那麼即便這個腫瘤不大，最好還是在懷孕十四至十六週時，動手術拿掉它。此時，仍然可以採用腹腔鏡手術，但取出腫瘤時要特別注意、小心處理，切勿讓腫瘤破裂，導致惡性細胞跑到其他部位。

但是，如果產檢、超音波或彩色都卜勒血流測定等檢查，都高度懷疑這個腫瘤可能是高度惡性的，且它的CA 125數值很高，那麼此時就不要再等到懷孕十四週，因爲它很可能危害到孕婦的生命，要趕快優先處理。當然，手術方式以傳統剖腹爲主。

此時馬上動手術取出卵巢腫瘤，仍然不一定要終止懷孕。不過，這時候開刀，流產的風險比較大。

在國外，曾有患者在懷孕期間，因患有高度惡性卵巢腫瘤，而動手術拿掉卵巢，並且進行化療，保留胎兒到懷孕三十七週後，仍然正常生下孩子。可見就懷孕合併卵巢腫瘤而言，治療前先拿掉胎兒，並不是保住孕婦生命的好作法。

要注意的是，不論是哪一種情況，產檢期間的追蹤、處理一定要非常確實，以免造成遺憾。某醫學中心曾發生過一個案例，一名孕婦在懷孕二十幾週時，才發現合併有卵巢腫瘤，原本主治醫師檢查認爲它是良性的，並未建議先開刀拿掉，結果到懷孕三十七週進行剖腹產時，才發現它竟然是惡性腫瘤，最後孩子健康出生了，媽媽卻失去生命，於是世界上多了一個沒有媽媽的孩子，以及一個破碎傷心的家庭。

我和黛莉討論了所有可能的情況，她彷彿看到希望，欣然接受我的建議，每兩週產檢一次，並進行後續的手術和治療。懷孕三十七週後，黛莉順利生下一個寶貝兒子，一償她當媽媽的心願。

醫師叮嚀

懷孕時發現卵巢上有個腫瘤，眞是喜與悲的衝突。到底要犧牲孩子，還是要拿生命做賭注？媽媽與胎兒的生命都是珍貴的，如果腫瘤有可能是高度惡性的，就不要等待，趕快治療。如果它是可以觀察的，就密集產檢，到懷孕十四至十六週時再動手術。然而，不論是哪一種，都不一定要先拿掉胎兒。最好找個有經驗的醫師，希望能夠創造準媽媽與未來寶貝雙贏的局面。

第五篇

新婦科學的觀念

22 仍然可以性福美滿

談次全子宮切除術的優點

常見問題

● 我有嚴重的子宮肌腺症，醫師建議我用次全子宮切除術來拿掉子宮。請問它和子宮切除術有何不同？

● 我的好友罹患子宮肌腺症，醫師建議她拿掉子宮，請問拿掉子宮會不會影響性生活？如果會，該怎麼辦？

欣惠患有很嚴重的子宮肌腺症。過去她一直有經痛和經血量非常多的問題，直到每次月經來都痛得受不了，還因此造成重度貧血，才到婦產科檢查。醫師告訴她是子宮肌腺瘤（症）作怪，建議她可以考慮切除子宮。

聽到要切除子宮，欣惠非常猶豫，但卻不好意思向醫師開口詢問，只推說要再考慮一下，暫時先接受鐵劑補充治療，以改善貧血的症狀。

經過兩、三個月，欣惠的貧血獲得有效改善，但是她每次月經來時，還是痛到必須服用強效止痛藥，才能夠稍稍緩解。由於長期服用止痛藥，她的胃感覺很不舒服。半年後，她實在受不了了，決心接受手術。但是，她想知道眞的必須切除子宮嗎？

欣惠來到我的門診時，我根據超音波檢查和相當高的 CA 125 數值，研判她的子宮幾乎已被子宮肌腺瘤（症）所產生的纖維化組織取代了，至少有五分之四的子宮組織已經完全被破壞，而失去了正常子宮的功能。前一位醫師判斷得沒錯，這正是她嚴重經痛和長期經血量過大的主要原因。

此時，欣惠說出了她的猶豫。她才四十四歲，雖然已有一兒一女，也不想再生育，但聽說切除子宮後有可能會小便失禁。接著，她用幾乎聽不到的聲音，頭低低地說道：「而且聽說會不想『那個』，甚至會沒有感覺。」

我了解她的意思，她擔心的是切除子宮後可能會影響性慾，以及造成性功能障礙。其實，她罹患的是良性子宮肌腺瘤（症），可以考慮「次全子宮切除術」，只切除子宮體，但保留子宮頸和卵巢。

在過去三、四十年，子宮切除術幾乎是全球最普遍的外科手術，台灣一年大概就有將近三萬名婦女接受子宮切除術。當然，除了婦科惡性腫瘤之外，最常見的原因就是子宮肌腺瘤（症）和子宮肌瘤。儘管這麼多婦女被切除子宮，但許多醫師並未主動提供其他有效的手術治療替代方案，例如「部分子宮切除」或「次全子宮切除術」等。

子宮切除術和次全子宮切除術最大的不同，在於前者把子宮和子宮頸全部切除，而後者則只切除子宮，保留子宮頸。

全子宮切除術的最大優點，是從此以後不必再擔心罹患子宮頸癌，而且大多數婦科醫師在全子宮切除術上，都已經具備應有的訓練。手術可以經由腹部、陰道或腹腔鏡方式來進行，醫師會衡量子宮或腫瘤大小、患者是否接受過其他骨盆腔手術、他本身的嗜好和習慣等，來決定使用哪一種方法，以得到最佳的手術成果。

四十年前，次全子宮切除術曾經是婦科的主流手術，大部分的婦科良性腫瘤疾病，可以經由開腹切除子宮並保留子宮頸，來達到有效的控制。但是，留下來的子宮頸日後還是有可能罹患子宮頸癌。在那個時代，子宮頸癌是全球婦女的頭號殺手，而且子宮頸抹片的篩檢功效才剛開始萌芽，普及率和臨床運用率卻很低。因此，當時的婦科醫師逐漸開始普遍採用全子宮切除術，來治療各種婦科腫瘤疾病，以確保日後不會再有子宮頸癌的困擾。

子宮切除方式物換星移

然而，在子宮頸抹片檢查已逐漸普及的今天，這個觀念及其作法有了很大的不同。近十至十五年來，腹腔鏡手術的興起和後續不斷的蓬勃發展，已對婦產科造成強烈衝擊。

首先，過去必須在患者腹部剖開一個大傷口才能夠操作的手術，如今已經可以使用微創的手術方式來治療。例如，過去必須開很大傷口的子宮切除術，現在可以用內視鏡或一個三至五公分的迷你傷口來處理。

其次，全世界的新趨勢是手術切割的範圍逐漸縮小，能夠不切除的組織和器官，就儘量設法保留。

所以，被遺忘了四十多年的次全子宮切除術，再度受到全世界婦科醫師的重視。如今，在許多歐美大型醫學中心，次全子宮切除術幾乎已取代子宮切除術成爲主流。

對許多女性來說，子宮是象徵女人的圖騰，沒有了子宮，好像就不像個女人。還有一個更令女性在意的是，切除子宮後，是不是就沒有愉快的性生活了呢？那還能抓住另一半的心嗎？

雖然在生理層面上，並無足夠的證據顯示切除子宮會影響性生活，但子宮頸確實在性生活中扮演某種重要角色，對心理層面的影響更大。因此，如果非得切除子宮不可，那麼留下子宮頸對女性性生活的意義非凡。

相較於全子宮切除術，次全子宮切除術的優點如下：

一、手術後復原快，不舒服程度降低，住院天數也縮短到兩至三天。

二、傷及膀胱和輸尿管等所造成的手術併發症，比子宮切除術來得低。

三、保留了子宮頸，也跟著保留了懸吊子宮頸的骨盆腔韌帶，因此手術後比較不容易發生「陰道壁脫垂」的現象。

四、由於保留骨盆腔主要韌帶，因此大幅降低手術後發生小便失禁的機率。

五、避免子宮切除術後所可能造成的性功能障礙。

六、可以經由單獨腹腔鏡手術來治療。如果骨盆腔嚴重沾黏時，仍然可以藉助腹腔鏡，以迷你（三至五公分）的手術傷口來完成。

七、和子宮切除術一樣可以保留兩側卵巢。

欣惠的家庭生活單純，屬於子宮頸癌的低危險群。而且，她表示願意配合每年一次的子宮頸抹片檢查，以便在子宮頸發現癌前期病變時立即處理，而不使它進展成爲子宮頸癌。欣惠在與醫護人員和家人討論後，選擇用腹腔鏡進行次全子宮切除術。手術後兩天，她便痊癒出院了。

醫師叮嚀

對大多數女性而言，子宮就像是「身爲女人」的象徵。如果因某些因素而必須切除子宮，確實會讓許多女性猶豫，害怕失去女人的特徵與性生活的樂趣。不過，次全子宮切除術可以保留子宮頸和卵巢，不僅能夠讓患者比較安心，對她的伴侶可能也有不小的心理作用。

如果不得不切除子宮，就和醫師討論，看看是否適合使用次全子宮切除手術，來保留子宮頸吧。

23 爲什麼無法懷孕？

婦科腫瘤疾病與不孕症的關係

常見問題

● 我結婚多年都無法懷孕，醫師說我有子宮肌腺瘤，必須開刀治療。請問子宮肌腺瘤可以開刀切除嗎？將來還能夠懷孕生孩子嗎？

● 聽說子宮肌瘤不會影響懷孕，只要沒有不舒服也不一定要治療，可是我流產兩次，醫師都說是子宮肌瘤造成的。我該先切除肌瘤嗎？

三十七歲的惠欣一直有經痛和經血過多的問題，每次月經一來，因爲很不舒服，工作和生活都一團亂，整個人更是變得暴躁不已，和平時溫柔的她判若兩人。

結婚八年，惠欣卻始終無法懷孕，在不孕症醫師的建議下，做了兩次人工生殖卻都失敗。來到我的門診時，惠欣說其實她對能不能懷孕已不敢抱太大的希望，但至少期望能夠改善月經的問題，維持起碼的生活品質，好好過日子。

經過詳細的檢查及討論之後，我發現惠欣經痛和經血過多的問題，原來是與子宮肌腺瘤（症）有關，於是爲她安排了子宮肌腺瘤的切除手術。

我在手術中發現，她的肌腺瘤（症）（已纖維化部分的子宮），主要都集中在子宮後壁，大約占了整個子宮體積的四分之一。我把肌腺瘤清除，再把缺損的子宮傷口縫合。手術後，我建議她每個月返院施打一劑GnRHa，必須連續施打四個月，當做手術後的輔助治療，在打針期間，月經暫時終止。

治療全部結束後的兩個月，惠欣的月經週期又重新恢復了。她不但經痛完全消失，經血量也大幅減少。她很高興，至少不必再每個月痛苦一次，更高興的是，八個月後，竟然自然懷孕了。

在門診中常會遇到類似這樣的例子。許多婦女因不孕或月經異常而就診，發現與婦科腫瘤有關。然而，她們在必須治療時又心生猶豫，擔心一旦接受手術，會破壞日後的生育能力。

確實，不同的患者、不同的病況、不同的年齡與婚姻狀態等，常會讓醫師做出不同的判斷或建議。我根據個人長期的臨床經驗累積與觀察，提出以下幾種常見影響不孕的婦科腫瘤疾病，以及我個人的建議，供大家做參考。然而，各位一定要了解，患者有個別的差異性，絕非大家都是一樣的。

子宮肌瘤

事實上，沒有症狀的子宮肌瘤大多數不需要做任何治療，即使懷孕也多半不會對胎兒造成影響。所以，建議沒有症狀的子宮肌瘤患者不妨早些懷孕生子。

如果不幸在第一、二次懷孕時，都發生中期流產或早產，但都找不出其他可以解釋的原因，那麼可以先接受子宮肌瘤摘除手術，然後再嘗試懷孕。

如果生產時因爲某些產科因素而必須接受剖腹生產，那麼可以在嬰兒出生後，順便把長在子宮比較表淺部位的肌瘤摘除，或是接受子宮動脈阻斷術，將兩側子宮動脈綁起來，如此可讓肌瘤因缺乏血液供應而慢慢萎縮變性，不再成長，以絕後患。關於這個手術方法，我在二〇〇五年十一月的世界婦科微創手術大會中，發表了近四年來的研究論文報告，預料將引起廣泛的討論。

至於在婚前即有明顯症狀的子宮肌瘤，例如長在黏膜下的肌瘤（可能造成經血過多，導致貧血），或是超過八公分以上的子宮肌瘤（可能造成膀胱或腸道的壓迫症狀，導致頻尿或腹瀉便祕），我建議可以先把肌瘤摘除後再懷孕，尤其是那些未婚或短期內仍不希望懷孕的女性。

子宮內膜異位症（或囊腫）

隨著婦科醫學不斷進步，子宮內膜異位症詭譎多變的風貌也不斷被發現。臨床上，子宮內膜異位症可以區分爲兩大類。一種是以婦科超音波就可以輕易辨識的骨盆腔囊腫，例如子宮內膜異位囊腫（或稱「巧克力囊腫」）。另一種是婦科超音波無法辨識的組織浸潤型病變（或稱「深部浸潤型子宮內膜異位症」）。後者的重要性和嚴重程度，絕不亞於前者（詳情請參閱第三章）。

重要的是，所有的子宮內膜異位症都像癌症一樣，會不斷地持續進展，且具有強大的周遭組織破壞能力。經過長期不斷侵蝕，勢必殃及骨盆腔裡的重要器官，影響到未來的受孕能力。

例如，當輸卵管或卵巢組織受到嚴重破壞而變形時，懷孕的能力自然受創。這就是爲什麼在不孕症的婦女當中，大約百分之六十至百分之七十都有子宮內膜異位症的困擾。

早期的確切診斷和及早治療，是終止子宮內膜異位症持續破壞組織結構的不二法門。臨床症狀仍輕微的患者如果可以在短期內結婚懷孕，則應該儘可能不要拖延，因爲懷孕本身就有助於遏止子宮內膜異位症的發展。但是，臨床症狀嚴重或骨盆腔器官已受破壞者，則應該盡早進行手術，甚至合併藥物治療，以終止子宮內膜異位症持續的進行，尤其是對那些仍不打算近期內就結婚或懷孕的女性。

子宮肌腺瘤（症）

對大多數的婦女而言，子宮肌腺症是一個陌生的名詞。遺憾的是，多數的婦產科醫師由於沒有足夠的經驗，因此所採用的因應之道往往只是消極的打針或吃藥，例如GnRHa、療得高（Danazol）、黃體素、止痛藥、避孕藥等。可惜效果不彰。

如此一來，通常患者到最後仍必須遵循醫師的建議，讓整個子宮被切除，才得以徹底擺脫子宮肌腺瘤（症）的嚴重疼痛和貧血。但是，對於尚未生育的女性來說，這造成了難以彌補的傷害。

子宮肌腺瘤（症）是以漸進的方式，不斷侵蝕破壞子宮本身的組織，最終導致整個子宮的纖維硬化。如同一個正在腐爛中的蘋果，剛開始裡面只爛掉一小部分（子宮肌腺瘤），最後當整個蘋果都爛掉（子宮肌瘤症），只好整棵丟棄了（請參閱第十八章）。

過去，人們以爲子宮肌腺瘤（症）和子宮肌瘤是相同的，而且治療方法也一樣。其實，它們大不相同。子宮肌瘤腺是子宮的外來物，就像在蘋果（子宮）裡包了幾顆大小不等的石頭（肌瘤），因此治療時把它們一一取出來就好了，不太會傷害子宮本身的組織。但是，子宮肌腺瘤（症）是子宮本身的組織不斷遭到纖維化的破壞而變「硬」，拖延越久，破壞的範圍便越大，有點像「肝硬化」的過程，當整個肝都硬化時就沒有什麼功能了。

所以，在剛開始出現子宮肌腺瘤（症）的症狀時，例如經痛、經血過多或不正常出血，就應該進行適當的治療，遏止它持續擴張。否則，最後導致子宮被破壞殆盡，當然也就無法懷孕了，因爲纖維硬化的子宮既不易讓受精卵著床，也無法像正常子宮組織一樣柔軟又有彈性，可以承受懷孕時的極度擴張。

可惜，大多數的婦女往往選擇觀望，誤以爲經痛是每個女人應有的宿命，等到有一天實在受不了疼痛，或長期貧血嚴重，而不得不接受手術治療時，卻發現爲時已晚，不得不讓醫師將整個子宮摘除。所以，必須愼重考慮及早治療的時機，不要等到子宮破壞三分之一以上才治療。或許，如此一來，手術後的生育希望才不至於落空。

子宮頸原位癌

子宮頸原位癌的治療早已進步到門診手術的方式。近年來，有一種叫做ＬＥＥＰ的手術，已取代了過去傳統的子宮頸圓錐切除術。

ＬＥＥＰ是利用環狀的電圈，將子宮頸的癌前病灶，連同鱗狀、柱狀上皮的轉換帶（最容易發生癌症重的位置）一併切除。ＬＥＥＰ對子宮頸所造成的傷害，比傳統的子宮頸圓錐切除術小得多，所以對日後懷孕的影響也微乎其微，當然更不會造成「子宮頸閉鎖不全」的產科後遺症。

一般來說，ＬＥＥＰ只需要在婦科門診以局部麻醉的方式來進行。既然不必摘除子宮，於是生育功能幾乎完全不受影響。

第一期卵巢癌

第一期卵巢癌只局限在單側卵巢，治療方式是只需要把單側卵巢切除。重點是，在進行手術的同時，必須經由徹底的「分期手術」（可參考第二十八章），來檢驗確定它是屬於第一期的癌症，並且視手術後的病理切片檢驗報告，在必要時考慮輔以化學治療。

只要治療適當，部分患者仍然可以保留日後生育的能力。我們在臨床上已有許多成功的例子。重要的是最好早期發現，即早治療，否則晚期的卵巢癌不但會讓人無法再生育，甚至連性命都保不住。

醫師叮嚀

不孕的夫妻越來越多，在臨床上，很多婦科腫瘤疾病都會影響到日後的受孕，但這也不是絕對的。例如子宮肌瘤，我就見過生了兩個孩子，肌瘤還不動如山留在子宮裡的案例。

不過，很多女性的不孕確實與婦科腫瘤疾病有關。因此，妳若是未來想要生下小寶寶，就必須把握及早診斷與及早治療的原則，不要等到婚後決定懷孕時才發現早已時不我予。

第六篇

婦科癌症

24 必須定期篩檢的婦癌

子宮頸癌的診斷與治療

常見問題

● 只要每年都做子宮頸抹片檢查，是不是就保證一定不會罹患子宮頸癌？

● 我每年都做子宮頸抹片檢查，結果都是「正常」。日前，我做了與子宮頸癌相關的人類乳突病毒篩檢，結果卻呈現陽性。這表示我可能罹患了子宮頸癌嗎？要不要趕快先切掉子宮頸？

芝香今年五月接獲了子宮頸抹片檢查結果「正常」的通知單，七月竟然發現子宮頸上有四、五公分大的子宮頸癌。她說：「這是我一輩子的痛。」

四十七歲的芝香說，近幾年來，她每年都定期做子宮頸抹片檢查，結果都是「正常」，而且今年是在五月才剛收到抹片結果「正常」的通知，所以她一直很放心。

一向月經正常的她說，原本六月初應來的月經沒來，六月上旬卻突然來了大量的經血且有血塊，經血量是平時的好幾倍，一連來了十天。她當時懷疑會不會是更年期到了。沒想到七月初月經又來，雖然經血量還好，卻斷斷續續一直停不了。

芝香由於平時非常注意身體健康，也常常看醫學報導，便直覺情況不太對勁，原本想等到月經乾淨了再就醫比較好，但是實在很擔心，於是七月中旬就懷著忐忑不安的心情來到我的門診，而且還因爲包著衛生棉，一直向我道歉。

我告訴她，這種「月經很骯髒」的觀念是不正確的，因爲月經狀況異常才需要就診，當然就應該在症狀出現時到醫院檢查，不必特別在意月經是否結束，更何況有時陰道出血未必就是月經，所以不必不好意思。

一開始，我因爲芝香說她每年都定期做子宮頸抹片，且今年五月才剛接獲檢查結果「正常」的通知，所以並未認眞朝子宮頸癌的方向思考，甚至忽略了再做一次詳盡的內診，反而懷疑大出血或許與子宮內膜病變有關。

但是，在進行完超音波檢查，進一步安排子宮內膜切片檢查時，卻有了驚人的發現，她的子宮頸上居然有一個四、五公分大的潰爛腫瘤，大到幾乎讓醫師難以進入子宮腔做內膜切片的程度。我在子宮頸的腫瘤上直接取了三塊組織，送去做病理化驗，檢驗結果果然如我所料是子宮頸鱗狀上皮癌。

這麼大的腫瘤位置就卡在陰道上方不遠處，實在讓我對之前的抹片檢查品質充滿疑惑。任何有經驗的醫師，只要一打開鴨嘴檢查器，看到這個腫瘤，第一個念頭就應該是子宮頸癌。

芝香的子宮頸癌已進入第二期上，屬於最常見的鱗狀上皮癌，我建議立刻開刀，做子宮根除手術，拿掉子宮、卵巢、骨盆腔、淋巴等。對芝香而言，這有如青天霹靂，她告訴我，她還有年邁的婆婆和還在念書的女兒，而且不久前才和朋友計畫老了以後要做的事情……。

開完刀後，芝香虛弱地躺在病床上，拿著去年和今年子宮頸抹片檢查結果都是「正常」的兩張通知單。她去年是在一家衛生所，今年則是在衛生所宣導的醫療巡迴車上做抹片檢查。她眼眶泛紅、哽咽地對我說，她一向重視健康，近幾年每年都做抹片檢查，還按時做健保所提供的定期健康檢查，而且五月才剛收到抹片檢查結果「正常」的通知，怎麼會一下子就冒出這麼大的惡性腫瘤？

芝香幽幽地說，她一直在想，如果只是子宮肌瘤、子宮肌腺瘤，或者再嚴重些若是子宮頸有一點點癌症，也還願意接受，但爲什麼一發現就是這麼嚴重，整個骨盆淋巴都已擴散出去，而且接受了這麼大的手術後，還必須承擔日後接下來的放射和化學治療。難道「六分鐘護一生」只是好聽的口號嗎？

發生率第一的婦癌

子宮頸癌一向是國內排名第一、第二的女性癌症，粗估台灣每年每十萬名女性中約有五十八人罹患此症。換句話說，一年大約有六千三百位婦女罹患子宮頸癌，其中侵襲性癌症占五分之二。

從組織分類上來看，子宮頸癌中，最常見的是鱗狀上皮癌，約占百分之八十至八十五，它的發生與性行爲有很大的關係。其次是腺癌，近年來有逐漸上升的趨勢，約占百分之十五，但它的發生與性行爲的關係比較不大。有學者推測腺癌可能與女性荷爾蒙有關，但尚未獲得流行病學的證實；也有人懷疑它與人類乳突病毒第十六和十八型有關，但醫學界仍未達成共識。

早期子宮頸癌的症狀，包括了持續的陰道異味分泌物、性交後點狀出血或間歇性出血，但可能因症狀輕微且非特異性，而經常被患者忽略。有些子宮頸癌甚至幾乎沒有症狀。早期發現的最佳方法，仍然是每年定期做子宮頸抹片。已停經的婦女若有陰道異常出血的現象，第一個要想到的病就是子宮頸癌。

在門診中，常有患者問我，雖然她的子宮頸抹片檢查結果呈陰性，但著人類乳突病毒呈陽性的篩檢結果來求診，並但是否表示她將來會罹患子宮頸癌？她要怎麼樣才可以避免子宮頸癌的發生？是不是先將子宮頸或整個子宮切除，就可以高枕無憂了？

現行的研究報告顯示，雖然絕大多數的子宮頸癌之所以與人類乳突病毒有關，是因為人類乳突病毒是由性行為感染，與子宮頸鱗狀上皮癌相似，都脫離不了「性」的媒介，但是患者即使驗出已感染了人類乳突病毒，將來卻不一定會罹患子宮頸癌。

其實，篩檢出人類乳突病毒呈陽性之後，並無法做任何努力來減少子宮頸癌的發生，那麼人類乳突病毒篩檢結果呈陽性時怎麼辦？還是一樣只需要一年定期做一次子宮頸抹片檢查，以提早發現「子宮頸癌前病變」。除此之外，患者和醫師都無法做任何努力。如果患者會因此而想不開，不如最好不要做人類乳突病毒篩檢。

近幾年，有不少熟悉子宮頸癌演變的學者專家，提出對人類乳突病毒篩檢的異議，因為當醫界仍然想不出妥當又具共識的治療對策時，病患無異自掏腰包花錢買罪受。除非有研究報告證實，花錢做人類乳突病毒篩檢，能夠提高對健康或生命的保障，否則應該請對這個議題有興趣的專家學者或醫師，用所申請的研究經費，甚至由政府單位出錢，讓全國婦女做這項檢查。如果有研究報告證實，人類乳突病毒篩檢會降低日後罹患子宮頸癌的機率，或提高對生命的保障，醫師或醫院才有理由要求婦女自費做這項檢查，否則政府提供一年一次子宮頸抹片檢查，並由認眞的婦科醫師來執作，也可以達到良好的保障。

關於子宮頸癌的治療，零期癌（或稱爲原位癌）只需要做子宮頸椎狀切除術（目前已幾乎被ＬＥＥＰ這種門診小型手術所取代），而且這樣的手術並不會影響未來的生育功能。

至於早期的侵襲性子宮頸癌，也是以手術治療爲主。第一期到第二期上之前的患者，可以依據癌細胞的侵襲範圍和深度，做筋膜外子宮切除，或是子宮根除術加上骨盆淋巴結摘除等。目前，手術上最大的演變是，已經可以利用高度技巧的腹腔鏡手術，來治療部分的早期子宮頸癌患者。而我也已完成三十例這樣的手術。如果手術後發現，子宮旁組織被侵犯或是骨盆腔淋巴被波及，那麼必要時可以合併使用放射線治療或化學治療。

第二期下的患者，通常優先考慮使用放射線治療合併化學治療，必要時也可以採用手術治療合併放射治療。這兩者的預後差不多，可視患者的狀況和醫師的經驗來決定。

越是晚期的子宮頸癌，越是以放射線治療爲主，合併使用化學治療。儘管如此，治療效果仍然很差，可見早期發現癌病變的重要性。

腹腔鏡子宮頸癌手術圖解

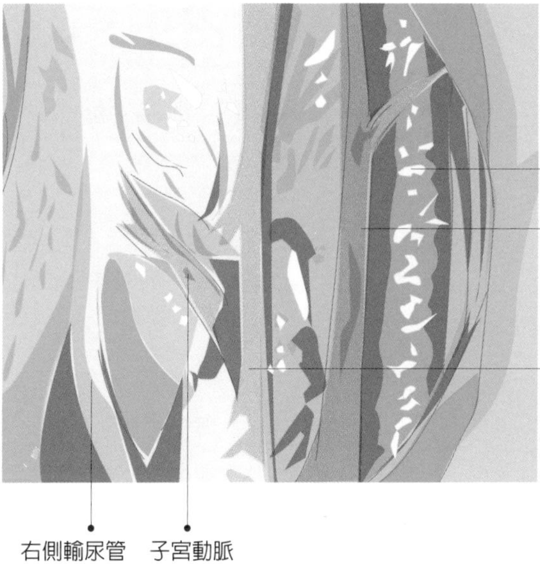

解　說：

做腹腔鏡子宮頸癌手術時，必須將後腹膜腔內所有的血管、神經、輸尿管等清楚地分離出來，並取出所有的淋巴節組織，做病理組織切片檢查，確認有沒有發生淋巴轉移。腹腔鏡淋巴摘除手術可以取得和傳統手術一樣或更多的淋巴節組織來化驗。

第一期下子宮頸癌手術檢體圖

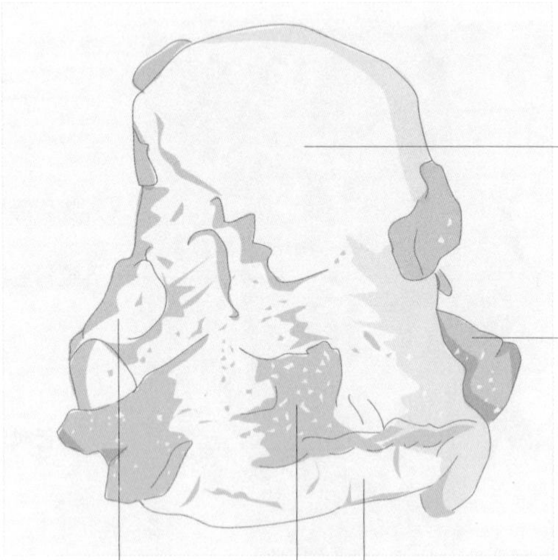

解　說：

利用腹腔鏡手術的高度技巧，已可以完成過去仰賴傳統手術才能夠完成的「子宮根除術」（子宮旁組織的左、右各切除3公分），以及骨盆腔淋巴摘除術，大幅度降低住院天數（平均3天）、手術失血量（平均300 CC），以及手術時間（平均2小時）。患者迅速復原。

至於芝香，為何每年的子宮頸抹片檢查結果都是正常，卻一下子就罹患第二期的子宮頸癌？我相當肯定地懷疑是抹片品質發生問題。子宮頸抹片檢查最好是由受過專業訓練的婦產科醫師執行。當然，為了提升子宮頸抹片檢查的普及率，必要時可以由其他科醫師或公衛護士代勞，但先決條件是這些醫護人員必須接受操作子宮頸癌抹片的嚴格訓練，否則婦女一年好不容易才做一次抹片檢查的保障，卻被託付在缺乏專業技能的人手中。萬一有所疏忽，如何對得起病患。芝香心中的怨懟當然是可想而知的。

其實，除了定期做子宮頸抹片檢查之外，一旦發現有任何異常現象，例如不正常的陰道出血等，一定要盡速就醫檢查，才能夠早早排除子宮頸癌的疑慮。

醫師叮嚀

儘管每年都做子宮頸抹片檢查，仍然無法保證百分之百就不會罹患子宮頸癌，但是每年都由有經驗又認眞的醫師操作，確實能夠在第一時間檢查出癌前病變，立刻進行最適當、預後又最好的治療。

到目前爲止，子宮頸癌仍高居國內排名第一的女性殺手，國人似乎對子宮頸抹片的知識普遍性仍不足，大家不妨趕快去做抹片篩檢吧。

至於人類乳突病毒篩檢，由於知道是陽性也無法多做什麼有效的努力，因此目前我不建議由患者自掏腰包去做無法眞正實質受益的檢查，除非有足夠的證據顯示，人類乳突病毒篩檢能夠眞正早期發現，或有效迴避侵襲性子宮頸癌，延長患者的壽命。

25 飲食西化的威脅

發現子宮內膜癌

常見問題

● 聽說有個女孩因月經不正常而去看醫師，過沒幾個月居然死了。請問月經不正常很危險嗎？

● 鄰居好友每年的子宮頸抹片檢查結果都是正常，卻罹患了子宮內膜癌。請問子宮頸抹片無法檢查子宮內膜癌嗎？

日前，有一名十九歲的少女因月經不正常而就醫，卻被發現罹患了子宮內膜癌。這個案例從發現到治療，半年內便宣告不治，引發許多女性感到恐慌。她的症狀只有半年來持續的經期混亂和不規則出血，而這種現象似乎在不少國內女性身上都可以發現。

居住在美國洛杉磯的五十歲女性瑪莎，因骨盆腔內有個十公分大的子宮肌瘤，而聽從當地醫師的建議，接受子宮切除手術。當手術後返診時，醫師卻告訴她，除了子宮肌瘤之外，子宮上還有子宮內膜癌，且癌細胞分化很差，不確定是否已有淋巴轉移的情形。

瑪莎的情況令人歎息，如果當地醫師能夠先進行子宮內膜切片檢查，而不是直接切除子宮，她可以少受許多苦。雖然她趕緊返國就醫，卻必須接受第二次手術，摘除骨盆腔和主動脈旁所有的淋巴組織和卵巢，才能夠確定癌細胞的擴散程度。

全球女性十大死因當中，與婦科癌症相關的疾病占了四分之一至三分之一。而國內女性重大死因當中，子宮內膜癌的排名也不斷升高，這與國人生活習慣和飲食西化有關。

子宮內膜癌和女性荷爾蒙的關係密切，肥胖、不孕、糖尿病及高血壓是子宮內膜癌的四個危險因子。不幸的是，隨著生活習慣和飲食的日漸西化，這四個危險因子同時都提高了。肥胖的女性體內脂肪組織過多，會產生過量的雌激素，造成子宮內膜受到過度刺激，進而引發子宮內膜癌。

有些不孕的婦女由於並未正常排卵，體內欠缺有效的黃體素來制衡雌激素，也會使子宮內膜增生，容易變成子宮內膜癌。年輕女性常見的內分泌疾病「多囊性卵巢症候群」（見第十章），就是因爲不排卵，造成無月經或月經稀少。這類患者如果缺乏適當的治療，那麼長期下來，罹患子宮內膜癌的機會也會增加。前述的十九歲少女的情況，應該就是與「多囊性卵巢症候群」有關，可惜發現得太晚。雖然十九歲少女罹患癌症的機率較小，但是仍然不可以輕忽。

患有糖尿病、高血壓的年長婦女，也是子宮內膜癌的高危險群。五十歲以上已進入更年期的婦女，是子宮內膜癌患者最常見的族群。儘管子宮內膜癌患的好發年齡是五十至五十九歲，然而仍有約四分之一的患者是在更年期之前便罹患此一病症，至於小於四十歲的患者則只占百分之五。所以，如果停經後突然又發生陰道出血的現象，最好趕緊就醫，因爲除了子宮頸癌之外，子宮內膜癌也是一個可能的禍首。

另外，超過五十二歲才停經的婦女，也會因荷爾蒙的過度分泌刺激，而比較容易罹患子宮內膜癌。患有子宮肌瘤、子宮肌腺瘤（症）的人，有高達三分之一會合併有子宮內膜病變，也有約百分之一點三的比率是屬於子宮內膜癌。根據我的統計，過去四千多名的這類患者當中，已有四十七例合併子宮內膜癌，瑪莎就是一例。因此，這類患者在手術前，務必先排除子宮內膜癌並存的可能。

發生率第二名的婦癌

大多數的女性都知道有子宮頸癌這種疾病、每年要做子宮頸抹片檢查，但是卻不太了解子宮內膜癌。其實，在國內，它是發生率第二名的婦科癌症，僅次於子宮頸癌。在美國，子宮內膜位居婦科癌症第一名，一年有超過三十六萬名婦女罹患此症，有將近七千名婦女因此而喪失生命。

五十八歲、已經停經的張太太，最近兩個月常有不等量的血從陰道流出來，到醫院做子宮頸抹片檢查，結果爲正常。在吃了醫師開的藥之後，她的出血量確實減少了，但是兩週後出血仍然未停止。她自覺有異而來到我的門診。

我們安排了陰道超音波，發現她的子宮內膜異常增厚，子宮腔內有一個一．五公分的陰影，立刻進行子宮內膜切片檢查，結果爲子宮內膜癌。所幸發現得早，她在手術後三天返家休息。

儘管約有一半的子宮內膜癌患者的子宮頸抹片檢查結果爲不正常，但是子宮頸抹片檢查結果「正常」，不代表沒有子宮內膜癌。因此，子宮頸抹片不足以做爲子宮內膜癌的篩檢工具。子宮內膜癌的最佳診斷方式，是子宮內膜切片檢查。

最簡單的方法，是在門診中以細長的抽吸管，伸入子宮腔內抽取子宮內膜組織。這個方法方便、快速又不痛；不過，有時所抽取的組織不夠或是沒有抽取到異常的組織，便去做病理檢驗，也可能錯失了診斷良機。

另一個方法是在門診手術室進行子宮擴刮術，優點是可以將整個子宮的內膜組織都刮下來化驗，而且如果是子宮內膜息肉或子宮內膜增生，還可以同時達到一定程度的治療效果。不過，這個方法的缺點是會感到疼痛，所以必須在簡單的痲醉下進行。

子宮內膜癌的治癒率還不錯，如果能夠早期發現、早期治療，那麼它的預後比子宮頸癌還要好。可是，國內的子宮內膜癌死亡率卻很高，這可能是跟患者缺乏這方面的資訊、往往太晚發現、治療效果較差有關。子宮內膜癌容易發生不正常出血的狀況，實在不應該到晚期才被發現。由於國人常把月經異常解釋成最近壓力太大等原因，因此我建議女性一旦發現有月經異常的症狀，就要趕快就醫檢查。

瑪莎接受第二次手術，摘除了相關組織，並且進行檢查，證實身上的癌細胞已轉移到淋巴。雖然之後她做了一年多的化療和放射治療，癌細胞仍然轉移到肺部。這令人不禁感歎，如果她一開始就做子宮內膜切片檢查，一切會不會不一樣？

醫師叮嚀

國內子宮內膜癌的患者越來越多，與國人生活日漸西化有關。肥胖、不孕、糖尿病及高血壓，是子宮內膜癌的四個危險因子。子宮內膜癌的最佳診斷方式，是子宮內膜切片檢查。子宮頸抹片檢查結果正常，並不代表沒有子宮內膜癌。

子宮內膜癌是國內婦癌發生率第二名的疾病，僅次於子宮頸癌，但是只要早期發現、早期治療，它的預後比子宮頸癌來得好。

26 發生率高得不容輕忽

如何醫治子宮內膜癌？

常見問題

● 我今年五十一歲，因陰道經常不正常出血而就醫，醫師說這是子宮內膜癌。請問子宮內膜癌還有哪些症狀？

● 我罹患了子宮內膜癌，醫師說要開刀拿掉子宮，但我還想生育。請問有不必拿掉子宮又不延誤治療的方法嗎？

麗蘭的子宮肌瘤越來越大，而且位置很靠近膀胱，最大的一顆幾乎就貼在膀胱上。她接受醫師的建議，動手術拿掉了貼在膀胱壁上的十公分大肌瘤。

不過，醫師在手術中卻發現了子宮角鼓起一兩公分，爲了愼重起見，切下該處組織，並立刻送去檢驗，結果竟然是子宮內膜癌。所幸它剛開始發展，醫師很快地以腹腔鏡手術，把麗蘭的子宮和淋巴全部切除，保住了可貴的生命。因此，只要發現得早，並進行適當的治療，子宮內膜癌的預後可以非常好。

月珍也是因子宮肌瘤而就診。這個三、四公分大的肌瘤，讓她每次月經來時，都經血量過多、經期長達一兩週之久。她以前所看的醫師都以藥物來幫她止血，還說這個肌瘤不大，可以再觀察，如果覺得麻煩，也可以乾脆把子宮切除，一勞永逸。

可是，月珍希望保留子宮，又不想每次月經來時都受罪，於是決定到大醫院就醫，做徹底的檢查。仔細的醫師幫她安排了陰道超音波檢查，發現子宮內確實有一個四公分大的子宮肌瘤，不過奇怪的是，她的子宮內膜厚度達一點七公分，而這對月事剛結束不久的女性而言是不尋常的。因此，醫師立刻安排了子宮擴刮術，把子宮內膜刮下，去做病理檢驗。這個只花了五分鐘的門診小手術，爲月珍驗出了驚人的結果，原來她同時患有子宮內膜癌，所幸它仍屬早期。隨後，她接受腹腔鏡手術治療，切除了子宮、卵巢、淋巴腺等。

有哪些治療方法

子宮內膜癌常見的臨床症狀，包括了更年期的陰道出血、未停經女性不規則的陰道異常出血，有時會合併子宮肌瘤和子宮肌腺瘤（症）。所以，子宮肌瘤或子宮肌腺瘤的患者在選擇追蹤或治療前，最好先做子宮內膜切片檢查，以免延誤癌症的治療時機，或是選擇了錯誤的手術方式。

其實，子宮內膜癌並不可怕，極早期的患者如果癌細胞分化良好，甚至可以用荷爾蒙療法來保留子宮，以完成未來的生育計畫。

馨秀就是如此。她雖然已經四十六歲，但一年前才結婚，尚未生產過。當醫師宣布她罹患子宮內膜癌時，她因爲還想要生育，且癌症仍屬極早期，所以在與醫師商量後，決定先採用荷爾蒙療法。她使用高單位黃體素治療了幾個月，最近在醫師的同意下停藥，準備懷孕，希望一償當媽媽的心願。有一位十八歲的年輕患者，也曾在門診接受這樣的治療。

如果患者已完成生育計畫，且是早期的子宮內膜癌，那麼可以藉助腹腔鏡手術，把子宮、卵巢、骨盆腔淋巴組織等一起拿掉。至於癌症究竟已屬於第一到四期中的哪一期，則必須靠這些組織取下後所做的病理報告來判斷，因爲子宮內膜癌和卵巢癌一樣，都必須由手術來判定它的期別。

由於近年來腹腔鏡手術技巧和器材不斷突破，因此治療早期子宮內膜癌時，已經可以選擇侵犯性較小的「腹腔鏡分期手術」。但是，醫院必須要有足夠的設備，醫師也必須要有足夠的經驗，才足以勝任這種治療方法。

對於早期子宮內膜癌，腹腔鏡手術與傳統手術不論在預後或存活率上，都是完全相同的。但是，在手術出血、手術時間、傷口感染及術後復原上，腹腔鏡手術則是比傳統手術好得多。

但是，對於已是較晚期的子宮內膜癌，無法使用腹腔鏡手術而必須使用傳統手術方法來治療。傳統上，子宮內膜癌的手術治療包括了全子宮和兩側卵巢的切除，以及骨盆腔和主動脈旁淋巴組織的摘除。同樣地，必須在這些組織取下之後進行病理檢驗，才能夠確定癌症屬於第幾期。

進行傳統手術時，必須在腹部畫一條約三十公分的垂直傷口，延伸到肚臍上四、五公分，以方便淋巴的清除。手術後傷口的疼痛與可能的感染、復原等問題，是醫護人員和患者必須要考慮、預防及努力的。

長得胖胖的王太太，因爲兩、三個月不規則的陰道出血而就診。她的子宮頸抹片檢查結果正常，但做超音波檢查時卻被發現子宮內膜異常地厚。於是醫師進行子宮內膜擴刮術，取下組織做病理檢驗，結果發現這竟然是子宮內膜癌。

王太太很慌，完全不知該怎麼辦才好，所幸醫師詳細解釋並和她討論。兩天後，她接受「腹腔鏡癌症分期手術」，在住院兩天後出院時，心裡仍忐忑不安。一週後回診，醫師告訴她，還好發現得早，這只是第一期的子宮內膜癌，淋巴並未受到癌細胞的侵襲。這等於告訴她，治療已告一段落，未來只要定期追蹤即可。她終於能放下心中的大石頭，很高興地返家。

在腹腔鏡子宮內膜癌的手術治療上，台灣已經不輸歐美等先進國家。但重要的是，醫師和患者必須對子宮內膜切片檢查有正確的認知，才能夠早期發現子宮內膜癌，早期尋求合適的治療。

醫師叮嚀

子宮內膜癌常見的臨床症狀，保括了更年期的陰道出血、未停經女性不規則的異常陰道出血，有時會合併子宮肌瘤和子宮肌腺瘤（症）。所以，子宮肌瘤或子宮肌腺瘤的患者，在選擇追蹤或治療之前，最好先做子宮內膜切片檢查，以免延誤癌症的治療時機，或選擇了錯誤的手術方式。

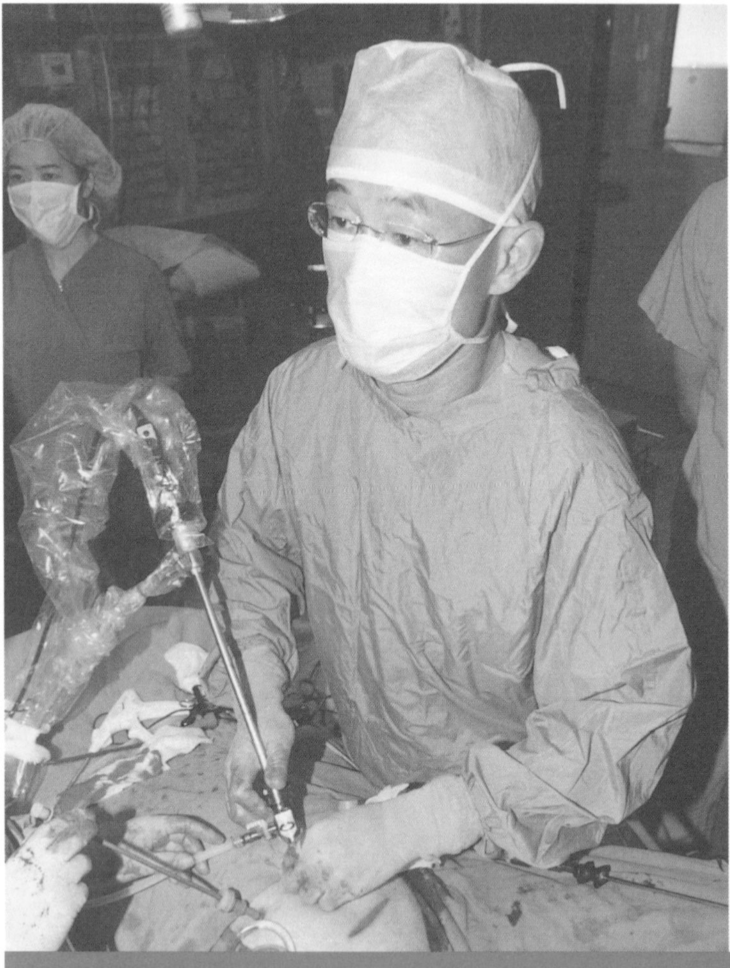

「微創手術」的概念來自內視鏡手術的低侵擊性，不過必須融合部分傳統手術的優點，才可以達到最高品質的手術成果。如今，微創手術已成為外科、婦產科手術領域中的新主流。

27 良性會變成惡性嗎？

剖析子宮惡性腫瘤

常見問題

● 我曾聽醫師說，子宮肌瘤是良性腫瘤，子宮肉瘤是惡性腫瘤。請問子宮肌瘤有沒有可能轉變成惡性腫瘤？

● 我的子宮上有一顆瘤，該如何分辨它到底是良性還是惡性腫瘤？

子宮內有腺體、間質、橫紋肌等。在醫學上，內膜腺體的癌症叫做「子宮內膜癌」，而間質或橫紋肌長出的癌症，則叫做「子宮肉癌」，或稱爲「子宮惡性腫瘤」、「子宮癌」。病理上，依照腫瘤中的成分，又可以分爲很多種類，例如橫紋肌肉癌、子宮內膜間質癌等。

曉蘭已經三十多歲了，不僅未婚，也沒有發生過性行為。她卵巢上長了一個十公分的東西，疑似惡性腫瘤，在中部地區一家教學醫院接受治療。手術中，主治醫師將檢體送去做冰凍切片，隨後由於她的冰凍切片檢驗結果是良性，主治醫師只拿掉了她卵巢上的腫瘤。

由於冰凍切片也有誤差的可能，因此醫師在手術後，把拿掉的腫瘤送去做最終的切片檢查。沒想到，手術後最終切片的結果，竟然是子宮內膜間質癌，是個惡性腫瘤。

醫師研判，應該是子宮內膜組織異位到卵巢上，又從子宮內膜中的間質再長出子宮內膜間質惡性腫瘤。事實上，這是一個極少見的病例，因為子宮內膜間質癌多半只發生在子宮上。

在台北醫學大學附設醫院，近三年來，已有十三個患者是在手術中被發現罹患子宮惡性腫瘤，醫師立刻依據惡性度進行必要的處理，例如拿掉子宮和淋巴。其中兩人屬於橫紋肌肉癌（這種癌症死亡率很高，很難治療），雖然主治醫師立刻幫她們拿掉子宮，做必要的化學治療，但手術後三個月，其中一名患者的骨盆腔內又長出同樣的橫紋肌肉癌。

橫紋肌也稱為平滑肌，子宮肌瘤就屬於平滑肌。在醫學上，良性的子宮肌瘤叫做

leiomyoma，惡性的子宮肌瘤被稱爲leiomyosarcoma，也就是橫紋肌肉癌。至於子宮內膜間質癌，則叫做endometrial stromol sarcoma，常在超音波下被誤判爲良性的子宮肌瘤。

曉蘭在中部地區動完手術一段時間之後，又被發現子宮內有一個八公分的異物。當她來到我的門診時，CA 125、CA 199數值都很高，這很奇怪。這三年來，我在北醫所碰到的十三個同類病例，CA 125數值都不高，爲什麼曉蘭大不相同？正確的說，曉蘭在中部地區動手術後，CA 125數值一直未降下來過。

CA 125數值的升高，可能與卵巢癌、子宮內膜異位、子宮肌腺症等有關。曉蘭卵巢上的腫瘤已經被拿掉了，她是否還有其他部位的子宮內膜異位，或是合併有子宮肌腺症？

根據我的推測，有可能是第一次動手術時，卵巢上的十公分腫瘤和子宮內的八公分的腫瘤就已經都存在了，但當時動手術的醫師疏忽了，只處理卵巢上的腫瘤，並未注意到子宮內的另一個「異物」。

這有兩種可能。第一種是子宮內膜間質癌已直接由子宮侵犯到卵巢部位，並不是卵巢上的子宮內膜異位所造成的，因爲手術時冰凍切片爲良性，並未切除子宮。第二種則是子宮內膜異位到卵巢上，其中的間質再變成間質癌，至於子宮上的腫瘤只是單純的腫瘤或腺瘤。而第二種的可能性較大。

要釐清的是，眞實的情況到底是哪一種？因爲，惡性腫瘤是由子宮侵蝕長到卵巢，或者原本就只長在卵巢上，在治療上有著不同的考量。

找婦癌專家看診

另一名三十多歲的未婚女性，在進行子宮腫瘤切除之後，病理檢驗報告結果爲惡性度最高的橫紋肌肉癌，醫師立刻要求她回院做全子宮切除手術。但可惜的是，這位醫師只幫她拿掉子宮，卻沒有同時拿掉很可能轉移的卵巢、淋巴等組織，因爲這位醫師並不專精於婦癌的治療。所以，有時候，多打聽並找合適的醫師是很重要的。

結果，在動完手術兩、三個月後，她的骨盆腔內又出現一個十公分大的腫瘤，從切除子宮的傷口處冒出來。橫紋肌肉癌就是一個惡性度如此高的腫瘤。

子宮上的腫瘤有良性也有惡性，子宮肌瘤是良性腫瘤，子宮肉癌是惡性腫瘤。但是，子宮肌瘤有沒有可能轉變成惡性腫瘤？

教科書上說，子宮肌瘤患日後變成惡性的機率有千分之三至七。但也有人認爲，日後證實是惡性的腫瘤其實一開始就應該是惡性腫瘤，只是並未被檢查出來而已。因此，到底良性子宮肌瘤有沒有變成惡性的可能，目前仍有爭議。

那怎麼辨呢？患有子宮肌瘤的人這麼多，誰會知道自己的子宮肌瘤是否會變成惡性腫瘤？

有人說，看子宮裡的腫瘤是不是快速長大！可是，一旦發現腫瘤快速長大，往往已經來不及治療了。而且，所謂的「快速長大」到底是指長得多快，並沒有一個明確的定義。

我的看法是，如果長期持續出現臨床症狀，例如出血等，且無法以藥物來解決，就要考慮子宮裡的腫瘤有可能是惡性的。

有一名二十三歲的女子已流產四次，曾在某教學醫院切除子宮肌瘤，現在子宮內又出現一個三公分大的瘤，而且不斷出血。當她來到我的門診時，我認爲她的症狀仍持續存在，懷疑有惡性的可能。手術後化驗的結果，竟然是子宮內膜間質癌。所幸它是低惡性度的，否則可能早已危及生命。

由於子宮肌瘤和子宮惡性腫瘤都是長在子宮內的腫瘤，因此這兩種疾病在檢查時並不容易分辨。超音波、電腦斷層掃描等檢查，在區分良性或惡性上，常常只能夠見到「一團東西」在患處。所以，子宮內的腫瘤到底是良性還是惡性，往往必須等到動手術時，主治醫師懷疑有惡性的可能，送去做冰凍切片時，才能夠診斷出來（所以醫師的經驗很重要)。不過,冰凍切片也可能有誤差(冰凍切片對腺癌的診斷率比較高,對間質癌的診斷率較低),因此還是必須仰賴手術後的病理切片來做最後的確定。

醫師叮嚀

子宮內的腫瘤有良性也有惡性,子宮肌瘤是良性腫瘤,子宮肉瘟是惡性腫瘤,的確有極小比率的良性腫瘤後來轉變成惡性腫瘤。

雖然難以分辨子宮內的腫瘤是良性還是惡性,但只要長期持續出現臨床症狀,例如出血等,且無法以藥物來解決,就要考慮到有可能是惡性的。

28 發現時已晚？

卵巢癌的診斷與治療

常見問題

- 家族長輩中，有兩人罹患卵巢癌、一人罹患乳癌。請問我的罹癌機率會因此而增加嗎？
- 罹患卵巢癌就一定要切除卵巢及子宮嗎？

二十三歲的晶亮人如其名，活潑好動、外表亮眼。當她得知自己罹患卵巢癌時，雖然感到震驚，卻非常配合各種檢查和治療的安排。

在超音波下，醫師發現她的卵巢上有一個很大的囊腫，中間有一大坨形狀不明的固體，馬上安排她做彩色都卜勒血流測定。

彩色都卜勒血流測定是診斷卵巢癌非常重要的依據。由於癌細胞所分泌的物質會刺激身體組織，產生新的腫瘤血管來養活自己，且癌組織細胞增生很快，因此供應營養的血流速度也會很快。研究發現，癌細胞的血流動力學與身體正常組織不同。

癌症的治療不能夠拖延，尤其是卵巢癌。在做完彩色都卜勒血流測定、骨盆腔磁振造影等檢查之後，晶亮幾乎確定是罹患了卵巢癌。於是，我立刻幫她安排開刀。由於她已經出現腹水，因此手術中還必須抽取腹水來檢驗是否有癌細胞存在。

卵巢癌初分爲四期，癌細胞局限在卵巢內者屬於第一期，局限在骨盆腔內者屬第二期，局限在腹腔內者屬第三期，如果已有遠端轉移，如肺臟、骨頭或腦部等，則屬第四期。由於卵巢埋在身體深處，卵巢癌又通常沒有什麼症狀，因此有七成至八成的患者是到了第三期以後才被發現的。

依據癌細胞的結構和分化程度，癌細胞還分成細胞分化很好、中度分化及分化很差這三種。分化很好的癌細胞比較接近正常成熟細胞，毒性比較弱一些。而分化很差的癌細胞則是毒性最強。

開刀前，我和晶亮討論得很清楚，手術中如果發現卵巢癌仍在第一期，癌細胞分化在中度以上，腹水中沒有癌細胞，且局限在單側卵巢內，淋巴並未轉移，那麼可以開刀拿掉單側卵巢、輸卵管、骨盆腔、主動脈旁淋巴、盲腸、大網膜等，而暫時不進行化療，因爲化療對另一側健康卵巢的影響很大。但是，如果有任何一項不符，就必須進行化療。如果兩側卵巢都已有癌細胞，則兩側相關組織都得拿掉，連子宮也要切除。

有些卵巢良性腫瘤或囊腫的患者很可憐，因爲有些醫師會把患者的單側卵巢組織，連同腫瘤或囊腫全部切除。其實，對女性而言，不管腫瘤有多大，卵巢是很重要的，因此能夠保留多少卵巢組織，就應該保留多少。如果是良性腫瘤，不應該切除整個卵巢，只要清除腫瘤即可。進行手術時，切除整個卵巢是很容易的，但只拿掉腫瘤病變組織則需要細心和耐心，當然純熟的技術也很重要。

二十四歲的芷賢長得很漂亮，結婚才半年，卻發現右邊卵巢上有一個十五公分的惡性卵巢腫瘤。在與她和她家人討論後，我立刻幫她安排開刀。雖然這個惡性卵巢腫瘤屬於細胞分化很差的腫瘤，但是開刀後並未發現骨盆腔、腹腔或淋巴的轉移，所以只進行單側卵巢、輸卵管的全切除手術，再加上四次的化療。

芷賢與先生的感情非常好，在公家機關上班的先生每天晚上都到醫院陪她。我和她們夫妻說明，化療後最好避孕一年，且由於化療對卵巢的傷害非常大，未來是否能懷孕還是未知數。化療後，可能還要進行第二次腹腔鏡手術探查。對部分卵巢癌患者而言，這是必要的，要觀察癌細胞是否仍有殘留。

當然也不必太過悲觀。很多患者，例如嫻清，化療後三、四個月，月經就正常來潮了，過了大約一年，突然月經沒來，經檢查發現已懷孕七、八週。我本來還替她擔心會不會太早懷孕，會不會受到化療的影響，所幸後來生下一個很可愛的小女娃。嫻清笑說，她希望家庭美滿，所以有堅強的求生意志，對未來還有好多的憧憬。如今，她已育有一子一女。

不可小覷卵巢腫瘤

但是，也不能夠小看卵巢腫瘤。卵巢上光是各種不同的惡性腫瘤就有一百多種，良性腫瘤也不計其數，是所有身體器官癌症中病理組織最複雜的。

卵巢有上皮細胞、生殖細胞及基質細胞。上皮細胞組織是最容易長癌細胞的地方，年紀較大的患者以上皮細胞癌居多。而畸胎瘤、生殖細胞癌等，則屬於生殖細胞上長出來的腫瘤，多發生在年輕女性身上。至於基質細胞上的腫瘤，則有纖維瘤等。

另外，上皮細胞癌還有漿液細胞、黏液細胞等的區別。我常看到第三期以上的卵巢癌患者滿肚子都是惡性腫瘤組織，它轉到哪裡，開刀時就得切到哪裡。有一名患者開了四次刀，胃已切除，腸子也切掉一部分，還接上瘻管，目前身上還帶著部分腫瘤組織在接受化療中。

還有一名也是二十多歲的女性，在前後七年的時間裡，卵巢上曾經長了畸胎瘤、黏液性腺瘤及漿液性腺瘤這三種完全不同的腫瘤，三次都得動手術切除。她會長這麼多次，是與體質有關。但是，這就是卵巢的特性，容易長各種不同的腫瘤。

卵巢腫瘤沒有特定的病因，但有明顯的家族史。如果直系血親或姊妹中，有兩人以上患有卵巢癌，或者一人患有卵巢癌、兩人患有子宮內膜癌或乳癌，那麼其他女性終其一生有二分之一的機率會罹患卵巢癌。有些婦科教科書上建議，這類女性在生育完成後最好趕快拿掉卵巢。不過，也有女性後來居然又從腹膜上長出癌症，因爲婦科癌症，尤其是卵巢癌，與體質或基因很有關係。

另外，卵巢癌與子宮內膜異位的關係也非比尋常。有些研究發現，卵巢癌存在於「轉換帶」的區域，因此子宮內膜異位的患者宜盡早處理，即使手術後也應該持續追蹤。

醫師叮嚀

所有癌症當中，卵巢惡性腫瘤是病理組織最複雜的。有的惡性度很強，不可小覷，當然也有良性的。所以，不必過度緊張，小心為上最好。

過去一發現是卵巢腫瘤，醫師多半會拿掉整個卵巢。其實，卵巢對女性很重要，幾乎是青春之源，所以卵巢腫瘤若是良性的，就應該能留多少就留多少卵巢組織，即使只剩下一點點，也能夠發揮正常排卵的功效。

29 下半部的癌症
認識會陰癌和陰道癌

常見問題

● 好友說她的會陰部位最近一直很癢，擦藥都無法改善，近日更似乎有些蛻皮現象。為什麼會這樣？

● 日前基於好玩，我拿鏡子照自己陰部的地方，卻發現顏色很奇怪，有白有黑的不太均勻。這是正常的嗎？

三十多歲的陽萍，因會陰部搔癢來到我的門診。

會陰部位搔癢是常見的婦科疾病。雖然有些醫師很可能只會問「多久了？有沒有眞的分泌物？」，便開給藥物去塗抹，但我要求陽萍上檢查台，她剛開始不好意思，上了台後，我發現她的會陰部顏色有些怪異，建議她進一步做切片檢查。

果不其然，切片結果是陽萍罹患了局限在會陰部位的原位癌。她的會陰上滿布二十多個小黑點，是屬於少見的多發性會陰癌。

會陰癌的初期症狀往往只有程度不同的會陰搔癢，萬一出現會陰潰爛出血，那麼病情通常已經非常嚴重了。

會陰癌的患者就醫檢查時，在疾病初期就可以見到會陰處有不明的變色斑點，顏色有灰白、黑色，甚至大塊的白斑。所以，患者感到乾癢又有懷疑時，不妨攬鏡自照私密處，有時可以提早發現疾病。

會陰癌的確定診斷必須百分之百倚賴切片結果。所以，醫師一旦懷疑就必須立刻建議做切片，才不會忽略了小症狀大毛病發生的可能。

會陰癌多半發生在六十歲以上的年長婦女身上。但近年來發現，早期原位癌越來越多發生在年輕女性身上，可能是醫師的經驗和警覺性不斷提高，提早診斷出初期的會陰癌，甚至病灶不明顯的會陰原位癌。

會陰癌共分四期，在各個不同期別有不同的治療方式。

如果仍屬原位癌，可以做局部切除，但要注意是單一病灶還是多發性病灶。所以，在治療前必須先做詳細的陰道鏡檢查，在倍數放大的鏡頭下找出會陰甚至陰道內，尤其子宮頸上的所有病灶，治療時務必一次全部清除。

如果是第一期（患者大多年紀已不小了），必須做會陰切除術，加上腹股溝、鼠蹊部淋巴的摘除手術，來確定有無擴散、轉移出去的跡象，以判定是否需要輔助療法。

如果已經到了第二期，病灶超過兩公分以上，在過去必須進行大規模的會陰根除手術，由腹股溝、恥毛下緣一直切到肛門部位，傷口很大，呈現一片蝴蝶狀。不過，後來發現，患者在接受如此大的手術之後，不但非常難以活動，而且傷口不易癒合，甚至死亡率相當高，其原因多半爲傷口重度感染。即使會診整形外科醫師，進行大範圍植皮手術，多少可以改善傷口的癒合狀況，但治療效果仍然不見得很好。

因此，近年來，對於第二期以上會陰癌的治療，開刀方式漸趨保守，雖然仍然要切除會陰和淋巴，但是切除範圍已經縮小，而且手術後再輔以放射或化學治療。由於少了手術後併發症，因此治療效果反而更好，死亡率更降低了。

陽萍的會陰癌雖然是原位癌，但由於屬於多發性，二十多個小黑點布滿會陰，因此如果做整個大範圍的切除，整個會陰就會沒了，對術後的癒合也不見得有利，更何況病患才三十多歲，必須顧慮到她以後的生活品質。所以，我只好選擇仔細地將黑點逐一清除。手術後追蹤至今已超過三年，她並未復發，狀況非常好，日常生活絲毫未受到影響。

其他部位癌細胞轉移

就會陰癌而言，在治療前必須先判斷，它是否由其他地方的癌細胞轉移所致，以及原發的癌症患處何在，尤其是子宮頸癌。由於會陰癌合併子宮頸癌的機率高達百分二十至百分之三十，因此會陰癌患者在治療前，務必要先做子宮頸抹片檢查確認。

日前見過的一名患者就是如此。她同時被發現罹患了子宮頸癌和會陰癌，但子宮頸與會陰之間卻並未發現有任何癌細胞，究竟是哪一邊的癌細胞轉移到另一邊所造成的，或是恰巧兩種癌症合併同時發生，則是不得而知。但是，如果忽略了其中任何一個，都會危及生命。

會陰癌多半屬於鱗狀上皮癌，但是也有腺癌，例如陰蒂癌。

有一名老太太七十、八十歲了，原本正常只有一公分大小的陰蒂上，卻長了一個二．五公分大小的陰蒂癌，已經潰爛出血了。患者曾經在某婦產科就診，醫師誤以爲這是菜花，進行過電燒、塗腐蝕性的藥物等治療，都無法治好。她來到門診時，我懷疑她罹患了會陰癌，建議她做切片檢查。不過，終究已拖延太久，癌細胞擴散的範圍太大，還來不及完成所有的療程，她就過世了。

子宮頸癌、會陰癌及陰道癌等下生殖道的癌症，多半與人類乳突病毒有關。所以，即使已經因子宮頸癌而拿掉整個子宮，仍然要定期做追蹤，因爲人類乳突病毒是可能的誘發因子，仍然可能肆機而動，或者癌細胞可能會透過血液、淋巴轉移到其他地方。子宮頸癌手術之後，癌症復發患者當中，有三分之一是發生在陰道底部，有三分之二是復發在骨盆腔內或遠處（如肺或骨頭的轉移）。

原發性的陰道癌比較少見。陰道癌多半是由其他地方的鱗狀上皮癌，如子宮頸癌或會陰癌，直接擴散過來的。所以，治療前要注意是否有子宮頸癌或會陰癌延伸。也有人認爲，如果子宮頸癌治療後五年、十年才發生陰道底部的癌症，則應該算是一個新的陰道癌症，不算是子宮頸癌的復發或轉移。但無論如何，子宮頸癌治療後的追蹤都是很重要的。

陰道癌的初期症狀多半是性行爲時出血。因此，出現這種症狀時，要特別檢查陰道。治療陰道癌時，必須做全陰道切除，若與子宮頸癌或會陰癌有關，則必須一起切除。

醫師叮嚀

會陰癌的初期症狀往往只有程度不同的會陰搔癢。而陰道癌的初期症狀則多半是性行爲時出血。

人們很容易就忽略這些症狀，也不太會把它們與癌症聯想在一起。因此，妳若發現不對勁，就要趕快就醫檢查找出原因。這永遠是維持健康的不二法門。

第七篇

婦科保健常識

30 避免意外的驚喜

琳瑯滿目的避孕工具

常見問題

- 想避孕該用什麼方法最好？
- 男性結紮與女性結紮，哪一種既簡單又方便？

根據媒體報導，現代人不孕的比率相當高。但是，二十歲的榮蘭卻有著正好相反的困擾。她在懷孕五次、生下兩個兒子，做過三次人工流產之後，終於下定決心好好避孕。

只是，她聽說吃避孕藥會變胖，裝子宮避孕器容易感染又會讓老公不舒服，而用保險套則像隔靴搔癢會缺乏快感……。聽來聽去，榮蘭覺得好像沒有一個很好的避孕方法。

但是，如果不避孕，榮蘭不願意再度意外懷孕，又拿掉孩子，因爲她會有罪惡感，且聽說墮胎很傷身。想來想去，榮蘭覺得很煩惱。

避孕方法其實不少。隨著低劑量避孕藥的不斷開發、保險套材質的提升等，有效避孕的成功率越來越高。再不然，還有事後避孕丸可以亡羊補牢。當然，最一勞永逸的方法是去做結紮手術。然而，究竟哪一種最好，則是因人而異。

結紮

結紮是已完成生育計畫者最沒有後顧之憂的選擇，不過還是有千分之〇．五至千分之一的失敗率。

由於自古重男輕女的觀念，目前結紮仍然以女性居多。結紮的方法是，可以經由腹部的「迷你傷口」或是陰道切口綁住輸卵管，利用腹腔鏡，用特殊器材夾住輸卵管等等。結紮手術所需的時間約爲十五至二十分鐘，通常都是採用門診手術的方式進行，不需要住院。

最新的結紮方式，是利用子宮鏡把一種人工材質的器材放到輸卵管中，來堵住入口。美國食品暨藥物管理局（FDA）已於二〇〇二年時十一月，批准它在臨床上的使用，不過目前全世界還不普遍。有些研究認爲，它的花費太大（材質特殊），而且手術時間太長（四十分鐘）。但它沒有傷口，恢復迅速。

其實，男性結紮比女性結紮更簡單，結紮輸精管的門診小手術大約只要二十至三十分鐘，不必住院，傷口也很小。現在，我們有一種採用超迷你腹腔鏡的小型手術方式，傷口更小，只需要兩個〇．二公分左右的小傷口，癒合後幾乎完全看不到傷口的存在。

對我個人來說，並不喜歡採用結紮的方式來避孕，因爲不管是男人還是女人，結紮畢竟是一種「破壞性」的方法，更何況現今的社會裡，離婚、子女意外死亡的例子時有所聞。門診時，不時會遇到許多不幸遭遇的婦女，當初結婚、生完孩子結紮後，因爲子女意外死亡或離婚改嫁，希望重新接通輸卵管，不但要花錢受罪再次接受手術，且日後眞正還能夠生育的比率也不到二分之一。

避孕藥

隨著製藥工業的發達，不想生育不一定要結紮。目前，避孕藥已進入第三代的避孕藥，不過仍是女性荷爾蒙加上黃體素的組合，來達到抑制排卵的效果。

醫藥學的進步，使避孕藥的荷爾蒙劑量越來越小，當然副作用也越來越低。在把劑量控制到最低，但還是有效的情況下，自然可以減少荷爾蒙所帶來的副作用。過去可能出現的副作用，包括乳癌、心血管疾病、下肢靜脈栓塞、膽管疾病、嘔吐、噁心、肥胖等，目前已經大幅減少，但是藥廠還是建議有這些疾病的家族史或病史的人，避免採用服避孕藥的避孕方式。

服避孕藥的避孕失敗率約爲百分之一至二，其原因包括了有些人忘記服藥等。如果長期的服用避孕藥，對夫妻來說這項花費的費用不低。但是，短期的使用避孕藥卻是非常方便又有效，並且可以避免長期使用所可能造成的副作用。

子宮內避孕器

目前，國內使用子宮內避孕器避孕的女性不少。然而，這種避孕方式比較適合用在嚴守一夫一妻的狀況下，因爲它最有可能產生的副作用就是感染，甚至是嚴重的骨盆腔炎。

出血也是可能的副作用之一。這多半與醫師放置避孕器時操作不當，或是未先檢查使用者的子宮內膜是否有增生、長瘤或息肉等有關。如果使用者的子宮內膜有增生、長瘤或息肉，卻還放置子宮內避孕器，那麼出血的機會更高。所以，建議放置之前先做婦科超音波檢查來排除這些可能。

至於感染問題，裝置子宮內避孕器的女性得到陰道、骨盆腔感染的機會比較高。嚴守一夫一妻的女性，由於性伴侶及性生活比較單純，因此受到病原菌感染的機會低。性伴侶較複雜的女性，例如酒店公關，就比較不適合這種避孕方式，因爲一旦有病菌侵入陰道，會黏附在避孕器的線頭上滋生，甚至從子宮腔侵入直達骨盆腔，造成嚴重的感染。

放置子宮內避孕器的時機，最好是在月經剛結束時，可以避免不小心剛懷孕又放置避孕器導致流產的問題，同時一個月後才再來月經，可以利用這段時間來觀察避孕器是否會造成出血的困擾。

子宮內避孕器的避孕失敗率約百分之二。它的避孕原理，並不是用避孕器本身屬於「異物」來阻擋著床。多數的避孕器爲銅製品，含有銅離子，會慢慢釋放出來，干擾胚胎著床。有些避孕器含有黃體素，釋放出來也可以干擾胚胎著床。

不過，大部分的避孕器都無法防止子宮外孕。所以，即使已經裝了子宮內避孕器，一旦發生月經過期的情況，仍然要注意是否有子宮外孕的情況。

裝置子宮內避孕器的女性，每年仍然要定期做子宮頸抹片檢查，所以可以順便檢查避孕器是否鬆脫，例如穿入腹腔內，或隨著月經掉落等。

曾經有女性裝置子宮內避孕器之後，過了一段時間，在子宮內卻找不到避孕器，最後居然發現它在腹腔內。這可能是因爲原本放置避孕器時，避孕器已插入子宮壁，後來穿透子宮壁進入腹腔，甚至被腸子包覆住。如果這名女性並未做定期檢查，後果可就難以想像了。

另外，相對於其他的避孕方法，子宮內避孕器雖然副作用不大、安全性高，且裝置後每次性行爲前不用再擔心有沒有吃避孕藥、有沒有準備保險套等，平時也幾乎不感覺它的存在，但是裝了子宮內避孕器並非一勞永逸，建議最少五至八年就要換新，否則效果會大打折扣，甚至造成其他問題。

裝置子宮內避孕器的費用約爲一次八百至一千元，和避孕藥等其他方法比起來，似乎不便宜，不過若以使用八年來看，可說是最便宜的避孕方法了。

保險套

對於預防性病的需求高、性伴侶較多、換性伴侶速度較快速的人，或者臨時起意的性行爲，保險套不失爲相當好的選擇。它最大的優點是可以預防性病。

保險套的廠牌眾多、花樣更是目不暇給。不過，無論選擇哪一種，其實材質與使用方法，才是最重要的。而含殺精劑的保險套，可以使避孕效果更好些。

如果在性行爲的過程中全程使用品質好的保險套，那麼保險套滲漏的機會很小。有些人會在快射精時才趕快套上，其實失敗率很高。使用前後，要檢查一下是否有破裂等問題。保險套的失敗率約百分之二至五，原因包括了破裂、滲漏、使用方法不當等。

醫師叮嚀

不要隨便扼殺一個已存在的小生命，如果不想生小孩，就要做好避孕的工作，如此一來，安全又不會有罪惡感。

在眾多的避孕方法當中，結紮最沒有後顧之憂、避孕藥最簡便、子宮內避孕器最經濟實惠、保險套可預防性病且花樣多。究竟要用哪一種避孕方式，端視每個人的喜好、健康狀況、性行爲複雜度而定。

31 擁有正確的避孕觀念

還有哪些避孕方式？

常見問題

● 我才二十歲，常使用性交中斷法的方式避孕，不必事先準備，更不必花任何費用，但總覺得意猶未盡。請問還有更好的方式嗎？

● 避孕很麻煩，好像每一種避孕方法都有副作用，我平時都用算日子來避孕，偶爾使用事後避孕丸。它對身體有傷害嗎？

玉夢在發生性行爲之前，使用含有殺精劑、長得像海綿球的避孕產品，塞在陰道內。沒想到，不知是使用方法錯誤或性行爲太激烈，在性行爲結束後，海綿球竟然怎樣都拿不出來。

玉夢忍了幾天，實在不舒服，便趕緊到婦產科就醫，醫師用鴨嘴器撐開陰道，拿出已漲成一大坨發出臭味的海綿球，才讓緊張的她鬆了一口氣。

除了避孕藥、子宮內避孕器等避孕方法之外，還有很多五花八門的避孕方法，然而它們的效果卻是見仁見智。

性交中斷法

性交中斷法是男性在性行爲快要射精之前，迅速抽出性器官，以避免精液射入女性體內。

由於這種方式不需要事先準備，因此很多年輕人喜歡用它來避孕，而它對容易衝動的年輕人來說，似乎很適合。正由於它的便利性，有些不喜歡服避孕藥或裝避孕器的已婚女性，也會用這種避孕方式。

不過，用這種方式來避孕卻不太「人道」，因爲男女雙方必須要有堅強的毅力與克制力，才可能成功避孕，所以失敗率也很高，平均大約有百分之十到百分之三十的失敗率。

使用性交中斷法時，男性在性器官抽出之前，可能已有部分精液滲出，仍然可能造成懷孕，或者在性行爲中來不及抽出性器官，造成射精一半在女性體內的情況，更容易造成避孕失敗。

所以，若是單純夫妻之間的性生活，建議避孕時還是採用其他的避孕方式，比較不容易意外懷孕。

計算排卵期

計算排卵期的避孕方式，只適合月經非常規則的女性使用。

通常卵子排出後可以存活的時間，約爲四十八至七十二小時，所以排卵日的前後三、四天，是容易懷孕、安全性比較差的日期。利用這種方法避孕的女性，在這段時間內必須避免從事性行爲，或是採用其他替代方式。

排卵期的計算方式，是以下次月經來的時間，倒推回算十四天比較準確。例如，下次月經來的時間是五月十八日，倒推十四天，所以五月四日至五日左右是可能的排卵期。而非常不安全、該避免性行爲或使用保險套的時間，就是五月一日至八日。

計算排卵日期的方法，雖然不必服藥又屬於非侵入型的避孕方式，但計算起來有點麻煩又容易出錯，因此很多人其實都是在突發的性行爲之後，才開始認眞計算日期，看看會不會懷孕。

這種避孕方法不必花錢，但失敗率很高，約在百分之二十至五十。由於有些女性的月經週期並不是很規則，增加了計算上的困難，加上「性事」的衝動和不確定性，因此一般人很難遵守排卵日前後三、四天的期限，甚至常覺得差一兩天沒有關係，更增加了失敗的機率。

國人買保險套時經常會不太好意思，而主動規律性避孕的女性往往已有些社會歷練，且對自己的健康比較有安全意識。然而，年輕人做事比較衝動，又比較少有計畫地避孕，經常是隨機式、有需要時才想辦法避孕。所以，學生和年輕人比較常用性交中斷法、計算排卵日等方式，因爲它們不花錢又方便。但是它們實在不安全，導致台灣的墮胎率和未婚媽媽人數一直居高不下，這不是一個現代已開發國家應有的現象。性行爲不是壞事，但是沒有好的避孕觀念和意識卻是蠢事。

事後避孕藥

如果在發生性行爲之前沒有來得及先做避孕措施，或是在臨時起意的性行爲之後擔心懷孕，還有最後一道防線，就是使用事後避孕藥。

目前市面上的事後避孕藥，大多是高濃度黃體素，或雌激素加黃體素合併製成，例如最常見的「后安錠」，就是屬於高濃度黃體素的產品。事後避孕藥在性行爲之後三天內才有效，然而越早使用，效果越好。雌激素加黃體素的事後避孕藥有較多的副作用，因此比較少人使用，但它的避孕效果和失敗率與高濃度黃體素差不多。這兩類產品的避孕機制，主要是干擾受精卵著床，但也合併其他避孕功能。

事後避孕藥在國內必須由醫師處方，在美國則並不需要，只要經由藥劑師諮詢就可以販售，被當成是合法避孕的一種手段，因爲在美國就醫並不容易（必須事先電話約診）且非常昂貴。雖然如此，國內的年輕人其實私下就可以輕鬆地在一般藥房買到這種藥，但是也因此而發生了不少問題。

由於事後避孕藥的高濃度黃體素刺激容易造成子宮內膜萎縮，因此不當的反覆使用甚至可能造成意想不到的結果。因爲這種藥物會干擾正常的排卵功能，導致月經不正常、異常陰道出血等。但是，這類藥物上市還不久，目前尚未有因此造成不孕的病例報告。如果一個月使用兩、三次以上，就已經算是濫用了。所以，是否應該嚴格地交由醫師處方，或者在藥房當成普通成藥來販賣，實在是見仁見智，還有廣泛討論的空間。

雖然濫用事後避孕藥的缺失不少，但正當使用事後避孕藥至少可以減少不必要的流產手術。在性行爲後一天內使用，避孕效果達百分之八十至九十以上。性行爲後三天內使用，避孕率則降到百分之七十至七十五。如果三天之後才使用，那麼避孕效果將大幅滑落。

其他方法

除了以上的方法之外，還有像是女性保險套、含殺精劑的殺精棉球等其他相當多樣的避孕方法，不過國內比較少人使用它們，因此其避孕效果也不待而知。

現在年輕人的性行爲比過去開放許多，但卻沒有在避孕意識上有所覺醒，而且所接受的性教育也不夠，導致不少人意外懷孕。

不過，現在到醫院、診所做月經規則術（即流產手術）的女性，已經越來越少，因爲大家都會要求使用事後避孕藥。若是衝動下懷孕，再設法去流產，那麼不論使用何種方法墮胎，都是扼殺一個小生命。爲什麼不先採取適當的避孕措施，再開始「炒飯」呢？

醫師叮嚀

每一種避孕方式都有它的優點與缺點。要選擇自己比較喜歡的，再評估它是否適合自己使用。如果無法決定，不妨與自己信任的醫師討論。很重要的是，不要偷懶，與其不小心懷孕再墮胎，還不如做好避孕工作，也可以避免傷及無辜的小生命。

32 我就是要當妳的小孩？

RU486的風險與副作用

常見問題

● 我妹妹意外懷孕，發現時已兩個多月大，她不想到醫院動手術墮胎，請問可以吃RU486嗎？

● 人家都說用RU486墮胎很方便。我男朋友不喜歡用保險套，而我的體質又不適合吃避孕藥，請問用RU486會有副作用嗎？

圓喜發現懷孕、服用兩次RU486墮胎、繼續懷孕、結婚、生產，整個過程曲折離奇，簡直像是電視劇情般不可思議。

圓喜發現自己懷孕時才十八歲。但是，她還不想結婚，也不想生小孩，更不敢告訴父母，因此在台北縣一家藥房買了RU486來服用。之後，她連續流了三、四天的血，而且出血量很大，她心想RU486果然有效，順利流產了。過了兩個月，月經沒來，再驗孕竟然又是陽性反應，她以為又懷孕了，趕緊再到同一家藥房買RU486來服用。但是，這次過了一週，卻都沒有任何出血現象。

圓喜很擔心，回去向藥房老闆詢問，老闆帶她到附近醫院做檢查。在她照了超音波之後，醫師居然說胎兒好好地在子宮裡，而且已經十八週大，讓她當場楞住，不知所措。

藥房老闆告訴圓喜，可以帶她到台中認識的婦產科醫師那裡去墮胎，「醫師很高明，而且可以算便宜些」。她不知該如何是好，於是將此事告訴男友，男友覺得不妥，陪她到一家醫學中心詢問墮胎的可能性。醫師告訴她，因為年紀太輕，必須要有父母同意，且孩子已五個月大，墮胎可能有危險。

圓喜因為很害怕，終於向家人坦白。父母很擔心，不同意她拿掉孩子，怕危及她的生命。

圓喜的姊姊曾是我的病人，便帶圓喜來找我幫忙，並把整個服藥過程都告訴我。其實，此時胎兒已經二十週，我用高層次（精密）超音波進行檢查，並未發現胎兒有任何異常。我把所有可能會發生的狀況都告訴她，當然包括她可以考慮生下這個目前並無異常的胎兒。

圓喜很無奈，似乎沒有辦法了。而且，她認爲孩子很無辜，只好考慮把孩子留下，並且決定與男友結婚。

從她的描述與檢查結果來看，我推估她可能是在懷孕七週時，第一次服用RU486。通常RU486必須在懷孕七週以內服用（在有些國家是九週），而且必須經過醫師檢查評估，以排除子宮外孕及其他任何不適的狀況。任意自行不當使用RU486，不但是非法買賣，而且也非常危險。懷孕週數越大，胎盤已穩定形成，再服藥也無效，甚或導致不完全流產。

理論上，如果在胎兒器官形成的時期（從最後一次月經算起三十六至七十天之間）服用不當藥物，可能會造成胎兒發育畸形。目前爲止，文獻上只有一名婦女在懷孕初期服用RU486，隨後想繼續懷孕，卻在懷孕十七、八週時發現胎兒有多處畸形，然而這樣的畸形後來被可能與RU486無關。不過，由於服用RU486後還必須服用前列腺素，而前列腺素會使子宮收縮、排空胚胎組織，因此這種藥物可能會導致胎兒缺陷，例如水腦症、四肢缺陷等。

未經醫師檢查便自行到藥房購買RU486來服用時，通常藥房只會詢問懷孕大概的週數，卻沒有餘力爲患者安排超音波檢查以確定著床位置和週數。就像圓喜，懷孕已七週，但是流產失敗（RU486有百分之五的失敗率）。RU486是黃體素的拮抗體，會影響子宮內膜的正常狀態。圓喜第一次服用後的出血，可能只影響了子宮內其他未被胎盤覆蓋之處的子宮內膜，但是對胚胎著床處卻未造成什麼影響，所以並未流產。這個胎兒比較幸運，逃過了一劫。圓喜第二次再服用RU486仍然未能流產，因爲已懷孕十六週，所以當然無效。這個胎兒也眞是福大命大。

我幫圓喜產檢時，高層次超音波及各種檢查都顯示胎兒正常。她的家屬擔心再強制墮胎會影響到身體，討論後也決定繼續懷孕生下孩子。圓喜懷孕期間採取更密集的產檢，後來生下一個兩千五百公克的健康女寶寶。

流產失敗傷害胎兒

國外曾有一項研究，追蹤七十一名服用過RU486後又繼續懷孕的人，其中有八名胎兒產生畸形，包括無腦症、心臟異常、四肢缺陷等。這個比例很高，因爲一般懷孕的畸形比率約爲百分之一至三。所以，對於這類病人，醫師通常會建議拿掉胎兒比較好。

其實，圓喜算是非常幸運的例子，並不是所有未經醫師檢查、處方、隨便自行使用RU486的人，都能夠像她這麼幸運。有更多人因不完全流產，而造成許多後遺症，例如大出血、子宮外孕等案例，層出不窮。正因爲圓喜的這個病例太罕見，我們已經將它發表在世界數一數二的醫學期刊上。

另外，自行在藥房購買RU486，可能會買到假的（我們已在藥房順利取得圓喜當時所服用的RU486，衛生局化驗認定它是眞的RU486），可能會使流產無效，或者在服用後因產生噁心、嘔吐等副作用，而把RU486藥物吐出了一部分，以至於藥效打了折扣，使得流產無效或不完全。這是使用RU486墮胎失敗的常見原因。所以，通常醫師會要求孕婦在服用RU486和前列腺素之後，在醫院內接受觀察幾小時，然後才離開。

服用RU486的墮胎成功率，約爲百分之九十至九十四。懷孕週數越大，成功率越低。如果流產不完全，便需要再做子宮搔刮術，把殘餘組織清除乾淨。

使用RU486的副作用，包括噁心、嘔吐、暈眩、腹痛、疲倦、出血量多等。目前，RU486通常與前列腺素合併使用，也就是服用RU486之後三十六至四十八小時，要服用前列腺素，因此還可能出現子宮痙攣、身體不舒服、疲勞、頭痛、皮膚紅疹等情況，而少數人會有陰道分泌物、發燒、子宮內膜炎與輸卵管炎等感染併發症。

服用ＲＵ４８６之前，必須經由婦產科專科醫師進行超音波檢查，確定爲子宮內孕，且懷孕必須在七週以內，也就是最後一次月經來的第一天算起四十九天之內。服藥後出血約持續一週，前三、四天的出血量稍大，如果出血量太少可能流產不完全，出血量太多則可能血崩，最好趕快返回醫院檢查。

此外，服藥兩週後務必回診，以確定流產完全。曾經有一名孕婦服用ＲＵ４８６後並未回診，等到下一個月的月經又沒來，才趕快就診，結果胎兒已經十五週大，只好引產出來。還有不少未回診的孕婦，最後因流產不完全而未發覺，導致組織潰爛、產生嚴重後遺症。

並非所有想墮胎的孕婦都可以使用ＲＵ４８６。以下這些孕婦都不適合使用ＲＵ４８６來墮胎，包括了有明顯早期流產現象、疑爲子宮外孕、有心血管病史（如心律不整、動脈硬化、嚴重高血壓等）或心血管疾病危險因子、對ＲＵ４８６或前列腺素有使用禁忌（如氣喘、青光眼等）或過敏、慢性腎上腺衰竭、長期使用類固醇、嚴重慢性貧血、凝血障礙或正在使用抗凝血劑、藥物成癮、年紀在三十五歲以上、一天抽菸超過十支，甚至住在離醫院太遠的地方，都不適合使用ＲＵ４８６來墮胎。

醫師叮嚀

用RU486來墮胎，確實比子宮搔刮手術簡單且方便。然而，正因爲經常被濫用，所以上市以來不當使用造成嚴重後遺症的病例已層出不窮。

無論妳是因爲什麼原因而必須墮胎，在使用RU486之前都必須三思，決定了之後，到醫院檢查看看自己適不適合，並且要按部就班進行，才能夠確保安全，享受醫學進步的好處。切勿隨便就到藥房去買來使用，不但違法也等於拿自己的生命開玩笑。

33 保護的缺口

如何做到六分鐘護一生？

常見問題

● 每年都定期做子宮頸抹片篩檢，結果都是正常，這應該表示我也不會罹患其他的婦科癌症吧？

● 子宮頸抹片檢查，除了可以知道是不是得了子宮頸癌之外，還可以排除其他的婦科疾病或癌症嗎？

有不少婦女每年的子宮頸抹片檢查都正常，不久卻意外發現罹患卵巢癌或其他相關的婦科癌症，令她們非常錯愕。

六分鐘眞的能夠護一生嗎？

四十歲的芹芹很重視自己的身體健康，每年都按時做子宮頸抹片檢查。她今年年初才剛做過抹片檢查，結果是正常的。她很開心，這至少表示她應該沒有婦科疾病的困擾了。除此之外，她還因爲發現乳房上長有硬塊，定期到乳房外科門診做追蹤檢查，希望不要有乳癌的問題。

最近，芹芹覺得肚子很不舒服，趕快到腸胃科就診，沒想到腸胃科醫師檢查後臉色一變，要她趕緊到婦科就診，讓她很緊張，心想：「不會吧，我才剛做過子宮頸抹片檢查不久，而且醫師說一切都正常啊？」

不過，愛惜自己的她還是遵照醫囑，立刻到婦科來檢查。但結果卻令她心碎，不但右邊卵巢上長了一個已大到三十幾公分的卵巢癌，滿肚子腹水，而且左邊卵巢上也有一個已經大到十五、十六公分的癌組織，腹壁上也有一坨坨的游移腫塊，腹腔幾乎全轉移，原本光滑的腹膜變成有如釋迦般凹凹凸凸。手術後證實，芹芹是卵巢癌第三期下的末期患者。

「天哪！爲什麼是我！我每年都做子宮頸抹片，結果也都正常啊！」芹芹完全無法接受，幾乎要放棄自己。所幸，在疼愛她的先生鼓勵之下，她進行了一次大手術，摘除子宮、卵巢、輸卵管、盲腸、大網膜、骨盆腔淋巴及主動脈淋巴等，同時還承受手術後化學治療的煎熬。

很多人會以爲，子宮頸抹片檢查結果正常，就表示應該沒有婦科疾病。有人說，自己每年都做一次子宮頸抹片檢查，結果都是正常，所以自己非常健康。

抹片最好合併內診

「六分鐘護一生」是很好的觀念，但是不要以爲只做了子宮頸抹片檢查正常，就表示所有的婦科疾病都不會發生。抹片檢查是很嚴肅也很重要的，但是不專業又不完全的檢查，卻會給患者帶來假的安全感。

子宮頸抹片檢查截結果正常，只表示可能沒有子宮頸癌，並不保證沒有其他的婦科疾病或癌症。重要的是，在每年進行子宮頸抹片檢查的同時，醫師應該徹底地進行骨盆腔的詳細內診，必要時若懷疑骨盆腔有腫瘤存在，就應該安排婦科超音波檢查，才能夠找出其他可能的婦科疾病，讓患者能夠擁有更好的保障。

就像芊芊的病況，她是卵巢癌第三期下的患者，預後不是非常好，五年存活率大約只有百分之二十，甚至更低。這麼大的卵巢癌存在於芊芊體內應該已有一段時間，雖然無法依此估計它已經存在多久，但至少應該不會在半年內（距最近一次子宮頸抹片檢查的時間）就發生這麼大的變化。所以，依據合理的判斷，應該是當時抹片採樣的醫師疏忽了同時做一次詳盡的骨盆腔內診，沒有適時地發現已存在的卵巢惡性腫瘤。

卵巢癌的預後與發現時的期別（從第一期到第四期）有很大的關係，如果芹芹能夠早點被發現罹患卵巢癌，預後會更好，存活率也會更高。

另一名五十三歲的患者已經接近更年期，卻斷斷續續地出血很長一段時間。她一直都有就醫檢查，但醫師都說這只是更年期的問題，在這段時間，月經會不規則。每一年，她都按時做子宮頸抹片檢查，結果也都是正常。

但是，日前她來到我的門診，我經由子宮內膜擴刮術切片檢查，發現她罹患了子宮內膜癌，而且已經是第三期，癌細胞的分化非常差，也有淋巴的轉移。於是，我爲她開刀摘除了子宮、卵巢、輸卵管、骨盆腔淋巴及主動脈淋巴等。而且，她還必須在開刀之後，同時進行化學治療的放射治療。她很懊惱、傷心，很想知道她每年都做了子宮頸抹片，怎麼還會這樣呢？

無論醫師或患者，下一次進行子宮頸抹片檢查時，千萬不要忘記，務必也要進行詳細的骨盆腔內診，才能夠眞正「護一生」。當然，一旦出現重大的婦科問題時，最重要的是，一定要找一位負責又專業的婦科腫瘤癌症醫師診治（全台灣北中南都有很好的醫師）。他們不但在診斷上有很高的專業和警覺性，也可達成妥善治療癌症的目標。

醫師叮嚀

子宮頸抹片檢查主要是希望能早期發現子宮頸癌。檢查結果正常只表示可能沒有子宮頸癌，不保證沒有其他婦科疾病、腫瘤或癌症。

妳在做子宮頸抹片檢查時，應該要求進行骨盆腔的詳細內診，才能夠找出其他可能的婦科疾病。另外，對於一些異常症狀，如不正常的陰道出血，妳一定要提高警覺，並交由專業的婦科醫師來診治，才能夠早期發現、早期治療，也才不會遺憾終身。

34 第三類醫療

偏方使用面面觀

常見問題

- 我有子宮肌瘤，醫師說觀察即可，暫時不必開刀，但我還是很擔心。好友介紹了一種保健食品，說它可以使子宮肌瘤縮小。不知道我能不能吃？
- 表妹剛從醫院開完刀回來，親朋好友送來許多營養品，還提供了不少治療的偏方。她打算試試看，會不會出問題？

許太太因爲最近每次與老公「嘿咻」後都會流血，而覺得不太對勁。他們結婚快四十年了，過去數十年都沒有這種情況。她懷疑會不會是老公在外面亂來，回家傳染給她？

許太太懷著疑惑到某醫學中心就診，結果居然發現罹患了陰道癌。這讓她很震驚。醫師建議她立刻開刀治療，但她很不能接受，六十多歲了才罹患這種「不名譽的疾病」，叫她怎麼見人？還是換個醫師看吧。

許太太來到我的門診，我檢查發現癌細胞擴散的範圍很廣，連子宮頸四周都有了。我初步懷疑應該是子宮頸癌再蔓延擴散到陰道壁上，所以建議她開刀治療，但她還是不願意。經過我詳細的解說，她勉強同意一定會定期回診和追蹤，一旦再擴大才考慮接受手術。由於許太太的固執，我只好在她每次回診時，幫她做最詳盡的檢查，並給予生活作息上的建議，希望能在病情一旦出現劇烈變化時立刻補救。

兩年過去，許太太果然依約定期回診，慶幸的是，癌症情況雖然並未好轉，外觀上卻也並未明顯擴大。有一天她很得意地告訴我，這是因爲她都喝「佛水」治療。

另一名患者佳盈也有類似的狀況。她就醫檢查的結果是，病理報告顯示已是初期子宮頸癌。她拒絕手術，只是偶爾還會來我的門診報到，檢查看看以求心安。隔了兩、三年，佳盈再來看診，子宮頸抹片檢查結果居然是正常的。我也解釋不出所以然，或許當初的癌症病灶微小又輕微，切片後達到某一個程度的治療。但是，她說這兩、三年來都用生機飲食來保養。

這種不相信傳統正規治療的患者並不是很少見，通常我不太會也沒有足夠堅強的理由，去反對患者或患者家屬去參考這些所謂的「第三類醫療」。畢竟，我對這些號稱有效的方法並不了解。但是，我也會勸患者和家屬，不要爲此花太多錢，很重要的是，不要因爲使用了偏方，而放棄正規的醫療方法。

三十九歲、已離婚的春梅第一次到醫院檢查時，醫師發現她罹患了第一期下的子宮頸癌。但是，她第二次就診時卻已是一年半之後，她不願意說出這段時間用了什麼治療方法，但此時癌細胞已擴散到子宮頸以外的地方，膀胱、腸子都已被侵犯到。手術時，除了做「子宮根除術」之外，也必須做骨盆腔部分臟器摘除術，切除膀胱和一段大腸，再做人工膀胱和人口肛門。

聽聽醫師的意見

爲了第三類醫療而完全放棄正規治療，並不是身爲現代人的治病方式。

通常重症患者的家屬也有很大的壓力，尤其面對現代醫學不一定能夠治癒的疾病，總覺得自己應該且必須要做些什麼來幫助患者，即便不能夠改變什麼，但是「花錢承病」也算是盡一點心力。江湖術士（現在的術士往往穿著體面、舉止不俗，也可能是高學歷份子）往往就利用這種心理，把療效吹噓得天花亂墜，只爲了達到他賺錢的目的。

有一個老奶奶在大陸因生病而檢查出罹患了卵巢癌。卵巢癌是一種越早治療、效果越好的疾病，可是她不願意接受正規治療，卻聽信不少親朋好友的話，在大陸使用了許多偏方。對於眾多神佛的香灰成佛水、號稱自己種植絕對有效的草藥、不同名目的多種生機食品，甚至五花八門的氣功，她都是來者不拒，都願意試試看。這些東西都被號稱爲有某某大學教授或大陸「國台辦」官員推薦等等。

這個老奶奶患者有四個兒子。他們每個人都事業有成，但也正因爲如此，背負了很大的壓力，總覺得爲了母親花再多錢都不應該拒絕。所以，只要母親又提起哪個朋友介紹的「祖傳祕方」、「很多人都吃好的妙藥」，他們就馬上買回來使用，即便所費不貲。他們即使心知自己可能受騙，卻不敢「不孝」。

只可惜他們的孝順用錯了地方，未能規勸母親好好接受正規治療。她拖了八個月，返台到我的門診接受檢查時，已是卵巢癌第三期下。開刀效果很有限，五年存活率只有百分之二十至三十。

不過，她總還是拖了幾年，共開了四次刀，第四次連腸子都切了，沒多久還是過世了。如果她在接受偏方的同時，能夠多聽聽專科醫師的意見，不要逃避正規治療，也許結果會不一樣。

我有個在美國的友人也面臨同樣的壓力與困境。從他的太太罹患卵巢癌開始，好多親友不斷介紹各種偏方。雖然美國醫師建議他不要用，但親友的好意變成一種壓力，不買似乎很罪惡。如果是當著太太的面，他更不敢說不，以免好像捨不得花錢買藥。

結果，他幾乎花光了所有存款，買了很多各式藥物，甚至在美國居然還找不到那麼大的鍋，去煎熬那麼大堆的草藥。他一個人要帶年紀還小的孩子，要照顧太太，又要煮各式藥物……。花錢事小，這些累得他幾乎過不下去，也沒讓太太得到任何幫忙。

當人們罹患了某種疾病，尤其是令人聞之色變的癌症時，一時之間往往會不知所措。如果此時有親朋好友介紹各種偏方，加上使用這些偏方而「治好」的人現身說法一番，很多患者就會出現一種「希望在眼前」的感覺。

其實，有時候使用某一種偏方之後，病兆沒有擴大或甚至痊癒，並不表示一定是偏方治療好的。因爲疾病的變化原本就因人而異，有些疾病進展事實上也無法預測，每一個人的身體狀況不同，免疫力也有異。醫師能夠提供的多半是科學上具有充分證據統計數字，卻不見得百分之百正確。

就卵巢癌而言，在磁振造影檢查後發現有十幾公分的腫瘤，當醫師懷疑是卵巢癌時，其實正確的說法可能是百分之九十以上是卵巢癌。但是，在沒有做手術病理切片的情況下，如果未接受正規治療，後來又沒有惡化或死亡，並不代表一定是偏方治好的，而可能正好是那百分之十的誤差範圍所造成的結果。

那些百分之十以下可能不是罹患惡性卵巢腫瘤的人，也許就會出來現身說法，表示自己吃了某某偏方治療好了「卵巢癌」。至於另外百分之九十以上未被偏方治好，甚至因此更加惡化的人，早就不會說話了。

醫師叮嚀

生病的人特別脆弱，也最容易接受各種偏方。坊間偏方琳瑯滿目，且每一種偏方似乎都有「見證人」。

妳雖然不一定要完全排斥坊間的偏方，不過在嘗試偏方時，不要忽略了正規治療，並且要讓主治醫師知道妳用了何種偏方，才不會延誤病情。

The Eurasian Publishing Group
圓神出版事業機構
用心與你對話．視野無限寬廣

先覺出版社
Prophet Press

財經系列

書籍號碼	書名	作者	譯者	價目
P0100001	克魯曼驚奇	克魯曼	洪財隆	280元
P0100002	歐元啓示錄	史密斯	齊思賢	300元
P0100003	兩個幸運的人	傅利曼夫婦	林添貴、羅耀宗	600元
P0100004	全球經濟預言	克魯曼	周翠如	280元
P0100006	失靈的年代	克魯曼	盛逢時	220元
P0100007	銀行中的銀行	丁恩、普林柯	齊思賢	350元
P0100010	世界級	康特	林添貴	360元
P0100011	策略聯盟新紀元	高梅斯-卡塞瑞斯	齊思賢	260元
P0100012	沿街叫賣的繁榮	克魯曼	盛逢時	290元
P0100013	無重量世界	科伊爾	羅漢	270元
P0100014	國富論（精裝本）	亞當・史密斯	謝宗林、李華夏	500元
P0100015	經濟大師不死	陶德・布希霍茲	馮勃翰	300元
P0100016	經濟就是這麼自然	珍・雅各絲	邱恩綺	210元
P0100017	經濟發展與自由	沈恩	劉楚俊	350元
P0100018	經濟學的第一堂課	陶德・布希霍茲	吳四明	240元
P0100019	經濟學與法律的對話	大衛・傅利曼	徐源豐	390元
P0100020	經濟學與社會的對話	陶德・桑德勒	葉家興	370元
P0100021	薛琦經濟聊天室	薛琦		200元
P0100022	聰明學經濟的十二堂課	查爾斯・惠倫	胡瑋珊	260元
P0100023	透視上市公司	葉銀華		360元
P0100024	生活經濟學	西村和雄	游蕾蕾	240元
P0100025	輕鬆了解會計	天野敦之	劉滌昭	280元
P0100026	16歲開始的經濟學	小鹽隆士		250元
P0100027	世界最簡單的會計書	山田真哉		230元
P0100028	國富論II	亞當・史密斯		650元

The Eurasian Publishing Group
圓神出版事業機構
用心與你對話・視野無限寬廣

先覺出版社
Prophet Press

社會觀察

P0110001	海洋之歌	卡爾・沙芬納 著	470元
P0110002	乳房的歷史	瑪莉蓮・亞隆 著	380元
P0110003	毫秒必爭	詹姆斯・葛雷克 著	320元
P0110004	第一性	海倫・費雪 著	320元
P0110005	戰慄計畫	肯・阿里貝 、史蒂芬・漢德曼 著	340元
P0110006	哈佛新鮮人	史考特・杜羅 著	290元
P0110007	索樂文報告	索樂文 著	280元
P0110008	資訊革命了什麼？	約翰・史立・布朗 、保羅・杜奎德 著	280元
P0110009	法律的創世記	亞蘭・德修茲 著	250元
P0110010	賣命工作的誘惑	羅伯・萊奇 著	260元
P0110011	繁榮的祕密	薩察瑞 著	340元
P0110012	女人的身體，男人的目光	柯夫曼 著	270元
P0110013	燕瘦環肥	童恩・奇、第度・馬儂、艾維・侯伯 合著	250元
P0110014	愚弄全球的食物	卡洛・西蒙泰奇 著	300元
P0110015	相愛後的第一個早晨	柯夫曼 著	290元
P0110016	活活燒死！	舒雅德、瑪麗・黛懷斯・桂妮 著	280元
P0110017	你了解真正的中國嗎?	山本秀也 著	280元
P0110018	我愛身分地位	艾倫・狄波頓 著	350元
P0110019	飛行小將：關乎勇氣的真實故事	詹姆斯・布萊德利 著	350元
P0110020	血糖失控百病生	珍妮・布蘭—米勒、凱雅・佛斯特—包爾、瑞克・孟杜沙 合著	250元
P0110021	吞噬大腦的食物	莫瑞・華德曼、瑪裘莉・蘭姆 合著	300元

人文思潮

書籍號碼	書名	作者	價目
P0700001	台灣有沒有明天	李潔明、康思	350元
P0700002	莫札特效應	坎貝爾	350元
P0700003	學童紀事	吉德	320元
P0700004	日本的終結	竹內靖雄	230元
P0700005	轉向	孟捷慕	390元
P0700006	大自然在唱歌	奧爾森	220元
P0700007	第一年	瑞德	300元
P0700008	山高水清	克蘭	390元
P0700009	緬因森林一年記	亨端克	270元
P0700010	鋼琴怪傑顧爾德	奧斯華	370元
P0700011	僧侶與哲學家	何維爾、李卡德	370元
P0700012	飛行在雲端	藍格威胥	190元
P0700013	溪畔天問	狄勒德	290元
P0700014	曠野的玫瑰	李妮亞 等	300元
P0700015	數字感	戴亞奈	270元
P0700016	急診室的瞬間	胡勒	200元
P0700017	亂中求序	布睿格、皮特	230元
P0700019	不一樣的女人	陳玉華 等	200元
P0700020	爬樹的女人	羅曼	270元
P0700021	西蒙波娃的美國紀行	西蒙波娃	360元
P0700022	擁抱似水年華	狄波頓	220元
P0700023	虎口的總統	上坂冬子	280元
P0700024	向塔尖尋夢	胡志強	260元
P0700025	李登輝學校的教誨	李登輝、小林善紀	190元
P0700026	走過輕狂	劉偉民	250元
P0700027	無悔	簡錫堦	250元

The Eurasian Publishing Group
圓神出版事業機構
用心與你對話・視野無限寬廣
先覺出版社
Prophet Press
http://www.booklife.com.tw　inquiries@mail.eurasian.com.tw

社會觀察 023

一生必備的婦科保健書——國際名醫劉偉民關鍵報告

作　　者／劉偉民
文字整理／葉米亞
發 行 人／簡志忠
出 版 者／先覺出版股份有限公司
地　　址／台北市南京東路四段50號6樓之1
電　　話／（02）2570-3939
傳　　真／（02）2570-3636
郵撥帳號／19268298　先覺出版股份有限公司
副總編輯／陳秋月
主　　編／李美綾
責任編輯／皮海屏
校　　對／劉偉民・李佳翰・皮海屏
美術編輯／張培音
行銷企畫／吳幸芳・陳郁敏
印製統籌／林永潔
監　　印／高榮祥
排　　版／陳采淇
法律顧問／圓神出版事業機構法律顧問　蕭雄淋律師
總 經 銷／叩應有限公司
印　　刷／祥峯印刷廠
2005年　12月　初版
2012年　11月　16刷

定價 280 元　ISBN 986-134-046-7

國家圖書館出版品預行編目資料

一生必備的婦科保健書：國際名醫劉偉民關鍵報告／
劉偉民著　-- 初版　--　臺北市　：　先覺，2005〔民
94〕

面；　公分. --（社會觀察；23）

ISBN 986-134-046-7（平裝）

1.婦科　2.婦女　-　醫療、衛生方面

417.1　　94020962